AF588639

# EXPERIENCES
# DE
# MEDECINE
## SUR
## DES ANIMAUX;

*Pour découvrir une Méthode sûre & aisée de dissoudre la Pierre par injections.*

AVEC UNE SUITE D'EXPERIENCES sur les effets du Laurier-Cerise, & sur ceux des Vapeurs du Soûfre.

*Lues aux Assemblées de la Société Royale par M. Browne Langrish, du College des Médecins de Londres.*

Et traduites de l'Anglois par M. L** Docteur en Médecine.

A PARIS,

Chez { JEAN-BAPTISTE LANGLOIS, rue S. Jacques, près la Fontaine S. Severin, à la Couronne d'Or.
J. N. LELOUP, Quay des Augustins, à la descente du Pont S. Michel, à S. Jean Chrysostôme. }

M. DCC. XLIX.

*Avec Aprobation & Privilége du Roi.*

# PRÉFACE

LES grands avantages qui me paroiſſent devoir résulter d'une recherche éxacte & approfondie, ſur la nature & les propriétés des choſes qui font le ſujet des Expériences ſuivantes, m'ont déterminé à les publier ; dans l'eſperance d'engager par-là des perſonnes plus habiles à les pouſſer plus loin, en ſuivant cette méthode, par laquelle on pourroit certainement faire de grandes & utiles découvertes.

Les Expériences ſuivantes ſur des Veſſies de Chiens, font voir indubitablement la force du diſſolvant qu'elles ſont en état de ſupporter, ſans que leurs fibres en ſoient endommagés. Et quoique les differens menſtruës que j'ai trouvés propres à ſéjourner dans leurs Veſſies ſans aucun riſque, puiſſent n'être pas ſuffiſans pour diſſoudre les Calculs, étant injectés dans les Veſſies humaines, même pendant long-tems, à moins que ces Calculs ne ſoient fort tendres ; cette recherche mérite cependant d'être ſuivie, dans la vûe de trouver quelques diſſolvans efficaces, & une meilleure maniere de les introduire dans la Veſſie.

Ce qu'il y a de fâcheux, c'eſt que des perſonnes diſtinguées par leur ſçavoir & par leur expérience, ſont ordinairement trop engagées dans le monde pour employer leur tems à de ſemblables recherches, ne s'y trouvant pas encouragées par l'eſpérance d'aucun avantage particulier ; quoique ces Expériences puiſſent être de la plus grande utilité pour tous les hommes en général.

Le Chancelier Bacon dans ſa nouvelle *Atlantis*, ou le plan d'une ſociété pour l'avancement des Sciences, propoſe d'eſſayer les poiſons & les remédes ſur les Animaux, & de faire ſur eux differentes Expériences qui concernent la Médecine & la Chirurgie : par ce moyen, dit-il, on acquiert la connoiſſance d'un grand nombre d'effets ſinguliers ; on apprend par exemple, que la vie ne laiſſe pas de continuer après avoir emporté pluſieurs parties qu'on regardoit comme vitales. On voit auſſi des Animaux rappellés à la vie qui en paroiſſoient totalement privés, & autres choſes ſemblables.

Il eſt étonnant qu'on ne faſſe pas quelques avantages à trois ou quatre perſonnes qui ſeroient choiſies par le Collége des Médecins, ou par le Comité de la Société Royale, pour faire toutes les Expériences qu'on jugeroit les plus propres à perfectioner la Medecine, & les publier tous les ans. Je crois que tout le monde pensera comme moi, que cet établissement seroit d'une utilité infinie, sur-tout si on leur accordoit un nombre suffisant de criminels sur lesquels ils pussent faire les Expériences nécessaires.

On suppose que les personnes qui seroient nommées pour travailler à ces observations auroient toute l'humanité & la charité qu'elles doivent avoir ; ensorte que les sujets qui leur seroient livrés n'en recevroient aucune dureté, & qu'elles ne feroient aucune Expérience qui fit souffrir inutilement ces malheureux, ou qui mît leur vie en danger. On a lieu de croire qu'il n'y a aucun criminel qui ne s'empressât d'embrasser ce parti, à de pareilles conditions, plutôt que de souffrir la mort ou même l'éxil.

Je n'ignore pas toutes les différentes objections qu'on peut faire contre la méthode que j'ai proposée pour dissoudre la Pierre dans la Vessie par injections.

1°. Qu'en introduisant si souvent la sonde dans la Vessie, on peut enflammer l'Urètre, & le Sphincter.

2°. Que la Vessie & le Sphincter, sont très-souvent excoriés par le frottement de la Pierre, & qu'il seroit alors dangereux d'injecter aucun menstruë âcre ou corrosif.

3°. Que la Vessie peut n'être pas en état de supporter un menstruë qui ait plus de force qu'on ne peut en donner à l'urine, par des médicamens pris par la bouche ; puisqu'on voit souvent que dans ce cas l'urine cause tant de douleur au malade qu'il est obligé de discontinuer l'usage de ces remédes.

Quant à la premiére objection,

j'avoue que je ne me ſuis pas aſſés exercé dans l'art d'introduire la ſonde dans les veſſies humaines, pour décider s'il y a lieu de craindre ces inconvéniens, enſorte que je m'en rapporte au jugement des plus expérimentés en ce genre.

Il m'étoit venu d'abord dans l'idée qu'on pourroit injecter des liqueurs dans la Veſſie avec ſûreté, quoique la ſonde ne fût introduite que juſqu'à la moitié de l'urètre: mais je réflechis que le menſtruë s'inſinueroit alors dans quelques-uns des conduits excretoires qui s'ouvrent dans l'urètre, & particuliérement dans ceux des veſicules ſéminaires, avant que le Sphincter de la Veſſie vint à ceder, ce qui ne manqueroit pas d'avoir des ſuites très-fâcheuſes.

On pourroit peut-être introduire plus aiſément la ſonde en l'enveloppant avec un uretére de mouton, ou avec une artére ou une veine, & la trempant dans de l'eau d'orge tiéde, avant de s'en ſervir : ſi cela ne réuſſit pas il y a lieu de croire qu'on pourroit trouver quelqu'autre moyen de faire entrer le menſtruë dans la Veſſie ſans offenſer l'Urètre ou le Sphincter.

Les femmes ayant l'Urètre court & large, je ſuis ſûr qu'on peut introduire très-aiſément la ſonde dans leur Veſſie ſans cauſer aucune douleur; en ſorte que l'objection n'a pas lieu à leur égard.

Secondement, il eſt très-certain que ſi la Veſſie ou le Sphincter eſt déja endommagé par le poids ou les inégalités de la Pierre; que ſi on rend du ſang avec les urines, & que nous ayons lieu de penſer qu'il vienne de quelques vaiſſeaux rompus dans la Veſſie, ou s'il y a quelque ſoupçon d'un ulcére, on ne doit pas ſe hazarder en pareil cas d'injecter la moindre quantité de leſſive de ſavon, ou d'aucun menſtruë corroſif ſemblable: mais je ſuis ſûr qu'on pourroit même alors faire uſage de l'eau de chaux qui eſt un excellent déterſif pour les ulcères & les excoriations, & qui les diſpoſe à ſe cicatriſer. De plus j'ai toujours obſervé qu'en laiſſant en digeſtion des Calculs dans l'eau de chaux ordinaire, ou dans celle d'écaille d'Huitres, ils étoient couverts en peu de jours d'une eſpéce de limon, & de parties de calculs diſſoutes, juſqu'à une épaiſſeur conſidérable, ce qui détruiſoit ou envelopoit les éminences aigues de la pierre, & les mettoit par conſéquent hors d'état de produire des éroſions dans la Veſſie.

Troiſiémement, c'eſt à l'Expérience qu'on doit avoir recours pour décider s'il eſt poſſible que l'urine ſoit impregnée d'une vertu lythontriptique égale à celle des menſtruës qui peuvent être injectés dans la Veſſie avec ſûreté.

Je ſçai bien que de grandes doſes de leſſive de ſavon, ou de chaux ordinaire, ou de celle d'écaille d'Huitres, priſes par la bouche, ont cauſé des douleurs ſi violentes dans les voyes urinaires, que les malades ont été obligés d'en diſcontinuer l'uſage. Mais je n'ai pas vû même alors que l'urine de ces perſonnes eût une vertu diſſolvante, égale à celle de la plupart des injections, dont il ſera parlé ci après; ce qui m'a toujours fait penſer que quelqu'autre ſorte de ſels contenus dans le ſang, étoient attirés & ſéparés par les Reins en même tems que les ſels alkalis de la Potaſſe & les parties ignées de la chaux, ce qui produiſoit la Dyſurie: Puiſqu'on ſe plaint ordinairement que cette maladie vient de ce que l'urine eſt trop chargée de ſels, quoiqu'on n'ait fait uſage d'aucune eſpéce de médicamens.

Je ne pretends pas par-là me déclarer contre l'uſage des médicamens pris par la bouche, pour diſſoudre la pierre dans la Veſſie ; au contraire je penſe qu'il eſt très-neceſſaire d'y avoir recours ſi on eſt dans l'intention de mettre en pratique les injections qui ſont ici propoſées, dans la vûe d'empêcher que l'urine n'affoibliſſe la force du menſtruë, autant qu'elle le feroit ſans cette précaution. Par ce moyen l'urine continuera de favoriſer la cure, même dans les intervalles des injections.

En un mot, je propoſe cette méthode ſeulement comme auxiliaire ; & même je ne voudrois pas qu'on ſe hazardât à la mettre en uſage, ſans avoir fait auparavant un grand nombre d'expériences ſur des criminels.

Je ne voudrois pas aſſurer que les diſſolvans qui n'affectent aucunement la Veſſie d'un chien, ne nuiroient pas plus à celle de l'homme, quoique je n'aie pas de raiſon qui puiſſe me perſuader le contraire; je ne ſoutiens pas non plus qu'ils ſuffiront par eux-mêmes, pour diſſoudre des Pierres qui ſoient dures & groſſes; mais je ſuis entierement convaincu qu'une liqueur ne ſera pas plus pernicieuſe à la Veſſie, par ſa qualité âcre & corroſive, lorſqu'elle y ſera injectée, que lorſqu'elle y viendra par les Reins; enſorte qu'à quelque degré de force que l'urine puiſſe être impregnée de médicamens pris par la bouche, ſans que la Veſſie en ſoit endommagée, on pourra toujours ſans danger lui donner, par injections, le même degré de force, & peut-être un beaucoup plus grand, le menſtruë étant alors employé ſans aucun mêlange. Cette pratique ſeroit même fort avantageuſe à ceux qui ne ſont pas d'une conſtitution propre à ſupporter de grandes doſes de Savon, &c.

Si nous étions aſſés heureux pour trouver un moyen d'introduire un menſtruë dans la Veſſie, ſans cauſer de douleur & ſans aucun danger, & cela auſſi-ſouvent qu'on le voudroit, je crois qu'on viendroit à bout de découvrir des diſſolvans qui avanceroient beaucoup la diſſolution de la pierre, ſans produire de mauvais effets.

Les expériences ſur le *Laurier-Ceriſe* ouvrent un vaſte champ à nos recherches. C'eſt un exemple de la maniére d'éprouver les vertus Médicinales de chaque plante, dont les propriétés ne nous ſont pas connues. On ne peut pas mettre de bornes à des expériences de cette nature; il n'y en a aucune qui n'apprenne quelque choſe d'importantjuſqu'à ce qu'on ait découvert des remédes ſpécifiques pour preſque toutes les maladies.

Il paroît que juſqu'ici on a du au hazard la découverte des bons ou des mauvais effets de la plupart des Drogues. On dit que lorſque les Indiens ſont guéris par quelque Plante, ils en prennent une partie qu'ils vont offrir à leur Dieu ; non ſeulement par-là le ſouvenir de cette Plante & de ſa vertu ſe conſerve ; mais le Prêtre qui eſt auſſi leur Médecin ſe rend par-là beaucoup plus habile dans la Médecine.

La vertu du Quinquina pour la guériſon des fiévres doit probablement avoir été découverte de cette maniere ; & je ne crois pas que ſon excellente propriété de guérir les mortifications ait été trouvée par un raiſonnement *à priori*.

Une longue ſuite d'Expériences

de ce genre, d'abord ſur les Animaux, & enſuite ſur les Hommes, eſt donc le ſeul moyen par où nous puiſſions raiſonnablement eſperer de parvenir à la connoiſſance de la vertu ſpécifique des Plantes qui n'ont jamais été en uſage en Médecine; & je ne doute pas qu'à la ſuite du tems il n'en revint de grands avantages à cet Art ſi utile, puiſque en employant des médicamens ſimples, on connoîtroit certainement celui qui auroit opéré la guériſon.

A l'égard des Expériences ſur les Vapeurs du Souphre allumé, ce ſont plutôt des recherches Phyſiques que Médicinales. Je croyois avant que de les commencer, que les vapeurs ſulphureuſes pourroient intercepter & arrêter les eſprits animaux, à peu près comme un grand nombre de choſes forment un obſtacle aux écoulemens Electriques, & de-là j'eſperois recevoir

recevoir quelque lumiére ſur la cauſe du mouvement muſculaire. Mais il paroît évidemment par chacune de ces Expériences que les vapeurs n'ont aucun effet ſenſible ſur les eſprits animaux, & qu'elles ne cauſent pas la mort, étant inſpirées dans les Poumons, par aucune action immédiate ſur le ſang, ou ſur quelqu'autre fluide, ni ſur le ſiſtême vaſculaire; mais par leur influence maligne, ſur la partie la plus ſubtile & la plus fluide de l'air, qui eſt abſolument néceſſaire à la vie des Animaux.

# EXPERIENCES DE MEDECINE SUR DES ANIMAUX.

*Pour découvrir une méthode sûre & aisée de dissoudre la Pierre dans la Vessie par injections.*

DEPUIS que Mademoiselle Stéphens a fait la découverte de son reméde pour dissoudre la Pierre, je me suis toujours imaginé que l'eau de chaux, le savon, ou la lessive de savon pourroient être mêlés avec quelque liqueur mucilagineuse convenable, & injectés immédiatement dans la Vessie sans produire aucune altération dans ſes fibres : & ſi cela arivoit ainſi, il en réſulteroit certainement de très-grands avantages, puiſque le diſſolvant agiroit avec toute ſa force ſur la Pierre ſans être délayé on alteré autant qu'il doit néceſſairement l'être en ſuivant le cours de la circulation.

J'ai ſouvent parlé de cette idée à mon ſçavant & ingenieux ami le Docteur Hales, qui m'a toujours fort encouragé à faire quelques eſſais à ce ſujet ; & réellement les Expériences qu'il a déja publiées avec celles des Docteurs Jurin, Rutty, Hartley, Whytt, &c. qui démontrent manifeſtement que la chaux a beaucoup plus de part à la diſſolution du calcul que les ſels alkalis ignés de la Potaſſe, m'ont déterminé à entreprendre les Expériences ſuivantes, que je vais rapporter avec la plus grande exactitude.

## *Expérience Premiere.*

Je pris deux onces d'eau de chaux ordinaire, faite à raiſon de dix livres d'eau bouillante ſur une livre de chaux vive nouvellement tirée du fourneau, & je l'injectai chaude à peu-près au degré du ſang, dans la Veſſie d'une petite Epagneule qui ne parut pas en reſſentir aucune incommodité durant le tems de ſon introduction dans la Veſſie, ni après qu'elle y eut ſéjourné. Je la retins dans la chambre avec moi environ deux heures, durant lequel tems elle n'eut aucune envie d'uriner, mais elle fut tout-à-fait tranquille & dormit fort long-tems.

Il eſt à propos d'obſerver ici une fois pour toutes, que j'ai toujours eu ſoin de laiſſer les chiens en liberté dans un grand jardin après les avoir tirés du chenil, par ce moyen ils rendoient ordinairement leurs excrémens, & vuidoient preſque toujours leurs Veſſies, préciſément avant que je fis mes Obſervations.

L'Expérience que je viens de rapporter fut repétée ſoir & matin pendant trois ſemaines, ſans qu'on s'apperçût qu'elle causât aucune incommodité. L'Animal ne donna pas le moindre ſigne de douleurs, ne fut point preſſé d'uriner; il ne lui eſt arrivé qu'une fois de rendre l'injection avant une heure, & quelquefois il la retenoit beaucoup plus long-tems; car on obſervoit toujours les chiens dans cette Expérience & dans toutes les ſuivantes, plus d'une heure après chaque injection. En un mot je fus ſi pleinement convaincu de l'innocence de ce remède, que je me hâtai d'en venir à l'Expérience ſuivante, où je tâchai de faire de l'eau de chaux auſſi forte qu'il ſeroit poſſible.

## *Expérience II.*

Sur une livre de chaux bien calcinée, & tirée toute chaude du fourneau, je verſai dix-huit ſeptiers d'eau bouillante; & ayant laiſſé repoſer ce mélange pendant quatre heures, j'en retirai treize ſeptiers d'eau claire. Je fis chauffer de nouveau cette derniere, & j'y mis une autre livre de chaux vive; quatre heures après on la verſa ſur une troiſiéme livre de chaux, en ſorte qu'à la fin je n'eus que deux pintes d'eau de trois livres de chaux.

Cette eau étoit, ce me ſemble, auſſi forte qu'on put l'avoir, & de plus j'eus grand ſoin de couvrir, autant qu'il étoit poſſible, les vaiſſeaux où elle ſe faiſoit, & de la verſer enſuite dans des bouteilles bien bouchées avec du liege & de la veſſie de cochon par-deſſus;

car le Docteur Whytt (*a*) auquel on eſt redevable de pluſieurs Expériences ingénieuſes, nous dit que l'eau de chaux perd bien-tôt ſa vertu lorſqu'elle eſt expoſée à l'air.

J'injectai deux onces de cettte eau le matin & le ſoir dans la Veſſie de la chienne mentionnée ci-deſſus; mais elle rendit la quatriéme injection en trente-ſix minutes, & un quart d'heure après elle parut avoir plus de peine à uriner qu'à l'ordinaire; elle évacua un peu de matiere claire, muqueuſe, qui avoit probablement été ſeparée de la tunique villeuſe par la grande force de l'eau de chaux; & en effet la cinquiéme & la ſixiéme injections ſortirent avant une heure & paroiſſoient laiſſer un *ſtimulus* qui occaſionnoit de fréquens efforts pour uriner, mais ſans qu'il ſortit abſolument aucune matiere muqueuſe.

Je continuai d'injecter ainſi de l'eau de chaux pendant trois jours, elle parut toujours trop irriter, en ſorte que pour prévenir ce facheux ſymptome, je fis diſſoudre à une douce chaleur ſix gros d'Amidon dans une pinte d'eau de

(*a*) Eſſais de Médecine. vol. V. ou vol. VI. de la Traduction Françoiſe.

chaux, ce qui l'adoucit beaucoup ſans lui ôter toute ſa vertu lythontriptique. (a) L'Animal ſe porta très-bien dans la ſuite, & quoique j'aie continué ces injections pendant un mois, je ne m'appercus pas qu'elles occaſionnaſſent aucune douleur ni aucune inquiétude.

N'étant pas cependant entierement ſatisfait de cette expérience, parce que je n'avois pas éprouvé aſſez long-tems l'eau de chaux pure, je la repétai ſur deux autres chiens, & j'injectai deux onces de cette eau à chacun d'eux le matin & le ſoir pendant quinze jours, ſans qu'ils en reſſentiſſent de douleur, ou ſans qu'il ſortît aucune mucoſité : enſorte que je penſai que la trop grande irritation dans la premiere Expérience, venoit ou de ce que l'eau de chaux étoit nouvelle, car je la mis en uſage le même jour qu'elle avoit été faite, ou bien de quelque ſcorie fine qui y étoit contenue, ne l'ayant pas filtrée; au lieu que dans ces deux derniers eſſais, j'avois filtré l'eau de chaux, & je l'avois faite quelques jours avant que de m'en ſervir.

Mais quoiqu'il en ſoit, ces Expérien-

(a) Eſſais de Médecine. vol. V.

ces

ces prouvent manifeſtement que l'eau de chaux faite auſſi forte qu'il eſt poſſible, peut être portée dans la veſſie avec ſureté; & même lorſqu'elle irrite trop, un peu d'amydon prévient ce mauvais effet, ce que je regarde comme un grand bonheur, puiſque, comme nous le verrons dans la ſuite, il eſt très-probable que l'amydon contribue auſſi à la diſſolution de la pierre dans la veſſie.

Ce ſuccès m'engagea à faire trois ou quatre autres Expériences, pour eſſayer ſi je pourrois par quelque moyen augmenter la force de l'eau de chaux, ou découvrir en quoi conſiſtoit ſa vertu.

Premierement, un ſeptier de cette forte eau de chaux donna par évaporation ſeize grains d'une poudre blanche très-fine que je mis dans quatre onces de pareille eau de chaux, alors j'y laiſſai différens calculs en digeſtion pendant ſept jours, à un degré de chaleur à peu près égal à celui du corps humain, pour voir ſi ſa vertu diſſolvante ſe trouveroit augmentée par-là; mais elle n'en devint pas plus active, d'autres fragmens des mêmes calculs diminuant autant dans l'eau de chaux ſimple que dans celle-là. Anſi il paroît qu'on diminue la vertu de l'eau de chaux en la faisant chauffer & bouillir, puisqu'elle consiste en une matiere volatile, & que le sédiment n'y a aucune part.

Je remarquai de plus que quoique cette matiere blanche fut dissoute & suspendue dans une eau claire & transparente avant l'évaporation, cependant on ne pouvoit plus la dissoudre de nouveau, soit qu'on la broyât dans un mortier, ou qu'on la laissat en digestion pendant sept jours, mais elle se précipitoit constamment au fond de la phiole sous la forme d'une poudre blanche.

Secondement, je mis dans une retorte deux pintes de cette même forte eau de chaux, & j'en distilai seulement un demi-septier dans la vue de separer la partie la plus volatile, & d'essayer si sa vertu lythontriptique seroit considérablement augmentée par ce procedé : mais je fus encore trompé dans mon attente, car elle n'étoit pas même si forte qu'auparavant.

Troisiémement, je mis trois livres de chaux dans un pot vernissé, & y ayant versé vingt & un septiers d'eau bouillante, je plaçai aussi-tôt par dessus un grand chapiteau qu'on tenoit toujours froid; & par ce moyen j'eus six onces d'eau distilée que je croyois très-forte & très-active; mais lorsque je vins à l'examiner je la trouvai entierement insipide & sans odeur; & elle ne produisit aucun effet sensible sur trois différens calculs, que j'y laissai en digestion pendant sept jours.

Quatriémement, je fis évaporer deux pintes de forte eau de chaux dans une Retorte dont le col étoit fort étroit, & durant tout le tems je suspendis deux Pierres, l'une très-dure, & l'autre molle, dans la partie la plus étroite & la plus chaude du col de la Retorte, où la vapeur avoit le plus de force; mais elle ne les diminua ni ne les amollit en aucune façon.

J'esperois de découvrir par quelques unes de ces Expériences, en quoi consistoit la vertu de l'eau de chaux, & s'il étoit possible d'augmenter sa force, soit en ajoutant le résidu de l'évaporation à une petite quantité de nouvelle eau de chaux, soit en séparant les parties les plus volatiles par la distillation. Mais toutes mes recherches ont été inutiles, peut-être faute d'une exactitude suffisante dans les différens procedés, ou peut-être par l'impossibilité qu'il y a d'y parvenir. Car ſi la vertu lythontriptique de l'eau de chaux vient d'un feu concentré que l'eau attire hors de la chaux, & qui ſe tient renfermé dans ce fluide pour un tems, ne peut-on pas ſuppoſer que dans la diſtillation les particules de feu s'échappent, & ne s'uniſſent pas de nouveau avec l'eau qui paſſe dans le Récipient? Si ce n'eſt pas là ce qui arrive, quelle ſera la raiſon pourquoi l'eau qui eſt diſtilée, auſſi bien que celle qui eſt reſtée dans la Retorte, deviennent plus foibles l'une & l'autre par ce procedé? Le ſeul moyen que j'aie pu trouver de rendre l'eau de chaux auſſi forte qu'il eſt poſſible, c'eſt en verſant à différentes fois la même eau ſur de nouvelles parties de chaux.

## *Expérience III.*

Comme il paroiſſoit par les Expériences du Dr. Whytt que l'eau de chaux d'écailles d'huitre avoit beaucoup plus de vertu pour diſſoudre le calcul que celle de chaux commune, je voulus auſſi l'éprouver par moi-même, & en conſéquence j'en préparai, comme il le conſeille, avec ſept livres d'eau, ſur une livre d'écailles calcinées.

Il eſt à propos d'obſerver, que les écailles d'huitres dont je me ſervis étoient très-minces & très-ſolides; car je m'imaginai que celles qui ſont épaiſſes & poreuſes, & qui ont été longtems expoſées au ſoleil, n'étoient pas propres à faire une chaux ſi forte.

Je les fis bien calciner au milieu d'un grand fourneau de brique, en les y laiſſant bruler pendant deux jours; & lorſqu'on verſa de l'eau ſur ces écailles ainſi calcinées, il s'excita une ébullition beaucoup plus forte que lorſqu'on la verſe ſur la chaux ordinaire.

On injecta deux onces de cette eau dans la veſſie d'un chien deux fois par jour durant un mois, ſans cauſer la moindre douleur, & ſans produire aucun mauvais effet.

Je crois que ces Expériences ſont ſuffiſantes pour faire voir qu'on peut injecter de cette maniere, ſans aucun riſque de l'eau de chaux dans la veſſie.

J'ajouterai ſeulement que, puiſque l'eau de chaux eſt un doux aſtringent, & qu'elle a auſſi la propriété de difſoudre le ſang coagulé, ces injections paroiſſent très-propres à arrêter une hémorragie de la veſſie & à diſſoudre les grumeaux de ſang qui peuvent ſe trouver trop gros pour paſſer par l'urètre. Car ſi on introduiſoit alors la ſonde dans la veſſie, & que l'urine arrêtée par ces grumeaux de ſang qui bouchoient le paſſage, vint à s'écouler, il n'y auroit pas à craindre de trop diſtendre la veſſie, en injectant trois ou quatre onces d'eau de chaux tandis qu'il ſeroit ſorti peut-être une chopine d'urine ou davantage : & ſi on laiſſoit la ſonde dans la veſſie depuis le matin juſqu'à la nuit, ſuivant la méthode de M. le Dran, on pourroit favoriſer l'excrétion de l'urine, & injecter de la nouvelle eau de chaux auſſi ſouvent qu'on le trouveroit à propos, au moyen d'une veſſie attachée à l'extrêmité de la ſonde, ou bien en y adaptant le canon d'une ſeringue.

J'ai éprouvé ſouvent que lorſque j'avois fais rendre du ſang à des chiens avec leur urine, en injectant une trop grande quantité de leſſive de ſavon (comme il paroîtra dans quelques-unes des Expériences ſuivantes) l'eau de chaux non ſeulement ne cauſoit alors aucune douleur dans la veſſie, mais que de plus elle guériſſoit les excoriations.

*Expérience IV.*

Dans une pinte d'eau d'orge commune, je fis diſſoudre une demi-once d'amidon, & à deux onces de cette liqueur j'ajoutai quarante gouttes de la plus forte leſſive de ſavon, (*a*) & je l'injectai, chaude au degré du ſang, dans la veſſie d'une groſſe chienne de chaſſe, le ſoir & le matin augmentant la doſe chaque jour; en ſorte que dans dix jours je vins à la proportion d'une drachme ou de 136 gouttes de cette leſſive de ſavon ſur deux onces d'eau.

Je continuai ainſi ces injections ſans qu'il s'enſuivit aucune incommodité; car cette chienne qu'on traitoit avec beaucoup de ſoin y étoit abſolument accoutumée & elle ne rendoit jamais l'injection avant qu'on l'eut laiſſée ſor-

(*a*) Il faut remarquer que par la leſſive de ſavon on n'entend pas ici la diſſolution de ſavon, mais la leſſive dont on le fait, comme on le verra ci-après.

tir de la chambre, où on la retenoit toujours au moins une heure ; je l'y ai même souvent tenue pendant deux heures, & quelquefois trois, pour essayer combien de tems elle pourroit garder l'injection.

J'augmentai ensuite la dose jusqu'à 150 & 170 gouttes de lessive de savon, sur deux onces d'eau d'orge ; ce qui ne l'incommoda point du tout pendant huit jours.

Je vins alors à 204 goutes ou à une drachme & demie de lessive ; ce que je continuai pendant cinq jours sans qu'il en résultât aucune incommodité. Mais cependant ces injections occasionnerent ensuite de fréquentes envies d'uriner ; & il sortoit avec l'urine une matiere muqueuse semblable à du blanc d'œuf, & un peu teinte de sang.

Il paroît par cette expérience que la vessie de cette chienne étoit en état de souffrir depuis 136 goutes, jusqu'à 170 goutes de lessive de savon dans deux onces d'eau d'orge, avec un peu d'amidon, sans en être endommagée ; & j'ai tout lieu de penser qu'on auroit pu continuer ces injections pendant un tems beaucoup plus long.

Le Dr. Hales & le Dr. Rutty (*a*) ont trouvé tous deux que 26 goutes de lessive de savon dans une once d'urine, suffisoient pour dissoudre une Pierre molle à une chaleur à-peu-près égale à celle de l'urine dans la vessie. Je croirois donc que la quantité ci-dessus mentionnée procureroit de très-bons effets, si on pouvoit l'injecter sur un calcul dans une vessie humaine, pendant un tems convenable.

La lessive de savon étant si efficace dans cette Expérience & dans les suivantes je crois qu'il est à propos de parler du degré de force qu'elle avoit.

Celle que j'employai dans toutes mes Expériences, étoit le premier gallon qui s'écoule de trente Bushels (*b*) de cendres de bois bien brulé, & de six bushels de chaux vive. Cette liqueur étoit entierement claire sans aucun sediment, & deux onces Troy (*c*) donnerent par évaporation jusqu'à siccité, 108 grains de sel.

(*a*) Expérience, sur le Remede de Madlle. Stephens.

(*b*) Le Bushel vaut huit Gallons, & le Gallon quatre pintes de Paris,

(*c*) C'est-à-dire, de douze à la livre.

## *Expérience V.*

Voyant que cette lessive de savon mêlée avec de l'eau d'orge, à raison d'un $\frac{1}{16}$ n'alteroit point les fibres de la vessie, je voulus essayer jusqu'à quelle dose on pourroit l'injecter mêlée avec l'eau de chaux ordinaire (Exp. 1.) adoucie en y dissolvant six gros d'amydon par pinte.

Je commencai avec 40 gouttes de lessive & j'augmentai par degré la dose jusqu'à 100 gouttes dans deux onces d'eau de chaux, & je m'arrêtai-là pendant trois semaines, faisant des injections soir & matin sans qu'il en arrivât aucun mauvais effet autant que je pus m'en appercevoir.

J'augmentai alors la dose jusqu'à 126 gouttes, ce que je continuai pendant huit jours, après quoi je vins jusqu'à 150 gouttes dans deux onces d'eau de chaux; mais ces injections irriterent beaucoup & causerent bien-tôt de fréquentes envies d'uriner & une excrétion de matiere muqueuse un peu teinte de sang.

D'où il paroît cependant que 100 gouttes de lessive sur deux onces d'eau de chaux commune, resterent dans la vessie, sans causer d'irritation lorsque l'acrimonie des sels étoit en quelque degré émoussée par la dissolution d'une certaine quantité d'amydon.

## *Expérience VI.*

Ayant adouci une pinte de forte eau de chaux (Exp. 2.) avec six drachmes d'amydon, j'en pris deux onces, dans lesquelles je mis 30 gouttes de lessive & j'injectai cette liqueur dans la vessie d'un chien deux fois par jour pendant une semaine.

J'augmentai ensuite peu-à-peu la dose jusqu'à 50 gouttes, que je continuai d'injecter soir & matin pendant quinze jours: alors j'augmentai encore la dose jusqu'à 58 gouttes de lessive; ce qui commença le quatriéme jour à produire quelques irritations. Cette incommodité vint ensuite à un tel point que le chien ne pouvoit plus garder l'injection seulement un quart d'heure; & il rendit à la fin des mucosités mêlées de sang.

On voit par-là que lorsque l'eau de chaux est si forte on ne peut y ajouter qu'une petite dose de lessive de ſavon, ſans qu'elle cauſe de la douleur, en agiſſant trop vivement ſur la membrane villeuſe de la veſſie ; mais peut-être que 30 ou 40 gouttes de leſſive dans deux onces de forte eau de chaux deviendroit un puiſſant lythontriptique.

## *Expérience VII.*

Ayant fait diſſoudre ſix drachmes d'amydon dans une pinte d'eau de chaux d'écailles d'huitre, (Exp. 3.) j'ajoutai à deux onces de cette liqueur 30 gouttes de leſſive de ſavon, & je les injectai dans la veſſie d'une grande Epagneule le ſoir & le matin pendant quinze jours, & il ne parut pas qu'il en réſultat aucune incommodité.

J'augmentai alors la doſe juſqu'à 50 gouttes ; ce qui ne fit aucun mal, mais lorſque je vins à 80 gouttes, l'animal reſſentit de fréquentes envies d'uriner, mais ne rendit point de ſang ni de mucoſités.

Il paroît par cette Expérience que l'eau de chaux d'écailles d'huitre peut à peine ſupporter une doſe de leſſive un peu plus forte que la plus forte eau de chaux ordinaire, ſans irriter conſidérablement la veſſie.

## Expérience VIII.

Je mis une drachme de la lessive lythontriptique du Dr. Jurin dans deux onces d'eau d'orge où il y avoit de l'amydon (Exp. IV.) j'injectai cette liqueur chaude à peu-près au degré du sang, dans la vessie d'un chien deux fois par jour.

En deux jours elle causa de fréquentes envies d'uriner ; ce qui vient, je pense, de la chaux en poudre qui abonde dans ce remede, & qui s'attachant à la membrane villeuse de la vessie l'irrite considérablement. Je continuai cependant deux jours de plus, & j'augmentai ensuite la dose jusqu'à une drachme & demie, ce qui parut causer beaucoup de douleur, & fit rendre du sang & des matieres muqueuses.

Je repetai cette Expérience sur un autre chien avec le même effet ; ensorte qu'il paroît par-là évidemment que quoiqu'on puisse prendre la chaux en poudre sans que l'estomac en soit incommodé, cependant la vessie ne peut supporter l'irritation de ces parties de chaux qui sont trop grossieres pour être suspendues dans une eau claire & transparente.

## *Expérience IX.*

Dans deux onces d'eau de chaux ordinaire (Exp. I.) je fis dissoudre deux scrupules de savon d'alicante, que j'injectai dans la vessie d'un chien deux fois par jour. Je ne m'apperçus pas que les trois ou quatre premieres injections causassent aucune douleur; mais dans la suite elles en occasionerent beaucoup, & produisirent constamment des envies d'uriner pendant une heure après avoir rendu l'injection. En quatre jours de tems il sortit avec l'urine uue grande quantité de matiere muqueuse épaisse, teinte de sang, en sorte que j'en restai là : je repetai cette Expérience dans la suite, en faisant dissoudre un jaune d'œuf avec le savon. Et une autrefois j'ajoutai de l'amydon à l'eau de chaux comme ci-dessus, mais toujours inutilement; je ne pus injecter qu'une demie drachme de savon dans deux onces d'eau de chaux, sans causer des irritations si violentes que les chiens gardoient rarement l'injection pendant dix minutes.

Il paroît par-là que le ſavon eſt plus à craindre pour la veſſie que la leſſive dont on le fait. Je ſçais que ceux qui font ici le ſavon emploient une grande quantité de ſel marin, pour unir la potaſſe avec la graiſſe & l'huile; mais qu'ils procedent ainſi ailleurs, ou que s'ils le font, on doive attribuer cet effet à cette cauſe ou à quelque autre, c'eſt ce qu'il n'eſt pas fort important de déterminer, pour notre deſſein, puiſqu'on a prouvé ci-deſſus que la leſſive peut être injectée à plus grandes doſes & que par conſéquent elle valoit mieux pour diſſoudre la Pierre.

## *Expérience X.*

Ayant paſſé trois mois à ſuivre ces Expériences, & ne ſçachant comment les continuer avec quelques avantages, à moins que je n'eus plus de ſujets ſur leſquels je pus les faire, je voulus finir cette importante recherche, en eſſayant ſi on pourroit retenir quelqu'une de ces injections dans la veſſie, pendant un jour entier; c'eſt-à-dire, que je pris continuellement garde aux chiens, & dès qu'ils avoient rendu une injection, j'en faisois une autre immédiatement après; le résultat fut tel qu'on va le lire.

Premiérement, l'eau de chaux d'écailles d'huitre & la plus forte eau de chaux ordinaire irriterent si peu & resterent si long-tems dans la vessie, que je ne fis que quatre injections de la premiere & cinq de la derniere dans l'espace de quatorze heures.

Secondement, vingt-six gouttes de lessive de savon dans deux onces de chacune des eaux ci-dessus mentionnées, où j'avois fais dissoudre de l'amydon, furent injectées six fois en quatorze heures, sans causer aucune douleur ni aucune inquiétude.

Troisiémement, cinquante gouttes de lessive de savon dans deux onces d'eau de chaux d'écailles d'huitre, semblerent trop irriter après la quatriéme injection, & resterent rarement plus d'une heure dans la vessie; ensorte que ces injections repetées si souvent firent rendre des mucosités teintes de sang, & causerent des envies d'uriner presque continuelles.

Delà il paroît que l'eau de chaux d'écailles d'huitre & l'eau de chaux ordinaire peuvent être injectées dans la la vessie aussi souvent que l'urine est évacuée, qu'on peut ajouter à ces eaux de la lessive de savon en petites quantités; mais qu'il faut bien prendre garde de donner de grandes doses de cette lessive de savon lorsque les injections sont répétées si souvent.

La derniere recherche que je fis pour faire voir la sureté de quelques-unes des Expériences précédentes, ce fut d'examiner les vessies de deux des chiens, auxquels on avoit fait pendant le plus long-tems des injections avec l'eau de chaux d'ecailles d'huitre & celle de chaux ordinaire, d'abord simples, & ensuite mêlées avec la lessive de savon.

En ouvrant ces deux chiens, après les avoir étranglés, je trouvai leurs vessies de grandeur naturelle, les Tuniques n'étoient pas devenues plus épaisses, & il n'y avoit pas la moindre apparence d'inflammation dans la vessie ou dans l'urètre quoiqu'ils eussent souffert ces injections pendant près de trois mois.

Cela nous donne lieu d'esperer, que si on injectoit les mêmes dissolvans dans les vessies humaines, pendant le même tems, ils ne produiroient pas plus de mauvais effets ; puiſque nous n'avons pas de raiſon pour penſer que les fibres de la veſſie d'un homme ſoïent plus ſenſibles & plus tendres que celles d'un chien.

Une autre choſe que j'obſervai dans le cours de ces Expériences, & qui, je penſe, dit beaucoup en leur faveur, ce fut que quoique j'aie ſouvent augmenté la doſe de la leſſive de ſavon &c. juſqu'à faire rendre une matiere muqueuſe mêlée de ſang, & à cauſer de fréquentes & de violentes envies d'uriner, tous ces ſymptômes diſparoiſſoient cependant en un jour ou deux, ſi je ceſſois ces injections, ce qui fait voir que les excoriations étoient très-ſuperficielles, & que les fibres endommagées de la veſſie ou de l'uretre recouvroient bien-tôt leur état primitif.

Je viens de donner une expoſition claire & fidelle du ſuccès de chaque Expérience tel qu'il m'a paru après l'obſervation la plus exacte ; & conſidérant de quelle importance cette méthode de guériſon ſeroit au Public, ſi on pouvoit la porter à ſa perfection, je crois qu'elle mérite bien d'être ſuivie, & j'eſpere qu'on nous permettra de faire un nombre ſuffiſant d'Expériences ſur des criminels, eu commençant avec de la ſimple ean de chaux ordinaire, & ajoutant enſuite de la leſſive de ſavon, ou quelqu'autre remede en ſi petites doſes que les fibres de la veſſie n'en ſoient pas endommagées.

Par ce moyen, nous parviendrions bien-tôt à connoître à quel degré de force on pourroit injecter un diſſolvant; & ſi d'ailleurs l'Expérience nous apprenoit qu'un certain menſtrue put diſſoudre la Pierre hors du corps humain, nous aurions tout lieu de croire qu'il en feroit auſſi la diſſolution dans la veſſie; nous ſerions sûrs au moins qu'il ſeconderoit parfaitement toutes les autres méthodes qu'on mettroit en uſage pour guérir cette maladie.

Je joindrai ici quelques Expériences qui ont été faites & m'ont été communiquées par le ſçavant Dr. Hales; elles ont tant de rapport à celles que je viens de rapporter, que ſi nos deux moyens propoſés venoient à reuſſir, ils préviendroient ou guériroient la maladie la plus cruelle de toutes celles qui affligent le Genre-humain. J'eſpere donc qu'on me pardonnera de les publier ici, quoiqu'elles doivent être bien-tôt inserées dans les Transactions Philosophiques.

*MOYEN de faire sortir promptement & avec facilité de petites pierres hors de la vessie proposé* par le Dr. Hales.

Le feu Comte d'Orford rendit en ma présence, le 4 Février 1744-5. (apres avoir pris pendant deux mois une legere lessive de savon avec de la chaux) tout en une fois onze fragmens de Pierre, à peu près cubiques qui étoient couverts de sang & d'urine coagulés: & peu d'heures aprés, il en rendit encore quinze autres, tout à la fois de la même maniére, en tout trente deux dans un jour quelques uns desquels étoient si gros qu'ils avoient peine à passer par l'uretre: il me vint alors en pensée qu'on pourroit faciliter considérablement la sortie de ces sortes de Pierres nouvellement tombées des reins dans la vessie, ou des fragmens de plus gros calculs, en introduisant dans la vessie avec une sonde quelque substance trés-mucilagineuse, comme le sirop de Guimauve, ou une dissolution de Gomme Arabique. De pareilles substances procureroient promptement la sortie de ces Pierres, & seroient d'un grand soulagement pour le malade : non seulement elles préviendroient les violentes douleurs qu'éprouvent les malades en s'efforçant inutilement de les pousser dehors par la seule force de l'urine ; mais aussi elles mettroient le malade en sureté contre le danger qu'il y a que ces Pierres en sejournant long-tems dans la vessie, ne deviennent d'un trop gros volume pour passer par l'urètre. L'utilité de ce que je propose se trouve confirmée par l'ouverture de la vessie de ce Seigneur, où il n'y avoit plus de Pierres, à l'exception de deux petits graviers qui étoient enveloppés dans les réplis du col de la vessie.

Si en tentant ce moyen, il se trouvoit quelques Pierres trop grosses pour passer, le malade ne sera que ce qu'il étoit auparavant ; & s'il y en a d'un tel volume qu'elles ne puissent faire dans l'urètre qu'une partie du chemin, on pourra les repousser en arriere, ou les casser, suivant la situation où elles se trouveront.

Pour prouver combien le moyen que je propoſe eſt bien fondé je fis les Expériences ſuivantes. Mon deſſein étoit de comparer la force avec laquelle des fluides de différens degrés de denſité & de ténacité poufferoient la Pierre : pour cela je pris un Tube de verre d'un pouce de diametre & long de quatorze pouces & demi ; & l'ayant rempli d'urine, j'y mis un fragment à peu près cubique d'une groſſe Pierre qui avoit été tirée hors d'une Veſſie humaine, lequel peſoit ſept grains & demi ; ayant auprès de moi un Pendule à ſecondes, je trouvai par des Expériences répetées que la Pierre étoit une ſeconde & un quart à deſcendre dans l'urine, à la profondeur de quatorze pouces & demi.

Ayant fait cette Expérience avec la même Pierre dans de l'huile d'olives, elle deſcendit en cinq ſecondes trois quarts ; en ſorte que la réſiſtance de l'huile à la chute de la Pierre étoit près de quatre fois plus grande que celle de l'urine, & par conſéquent la force de l'huile pour pouſſer la Pierre à travers un tuyau étroit ſeroit proportionellement autant de fois plus grande que celle de l'urine, ſi leurs viteſſes étoient égales.

La Pierre descendit en deux secondes dans une pinte & demie d'eau où j'avois fais dissoudre une once de Gomme Arabique; elle employa trois secondes à descendre lorsqu'il y en avoit deux onces, & quatre secondes, lorsque j'en avois fait dissoudre quatre onces dans la même quantité d'eau.

Dans une décoction d'eau d'orge tiede, qui étoit à peu près aussi épaisse qu'une gelée, la Pierre fut 45 secondes à descendre, c'est-à-dire trente-cinq fois plus long-tems que dans l'urine. Et par conséquent la force d'impulsion de l'urine est trente cinq fois moindre que celle de ce mucilage, leurs vitesses étant égales. Ce mucilage étoit, ce me semble, d'une consistence très-propre à remplir ces vues, car il étoit à peu près de densité pareille à celle du sang & de l'urine coagulés du Comte d'Orford. Des quantités égales de sang & d'urine persisteront en coagulum épais pendant plusieurs semaines.

Mais comme la vitesse avec laquelle ces substances mucilagineuses traversent de petits tuyaux est considérablement moindre que celle avec laquelle l'urine s'écouleroit par ces mêmes passages, supposant ces liqueurs poussées avec des forces égales, il étoit nécessaire de déterminer par des Expériences ces différentes vitesses. Et pour cela je mis une chopine de la même décoction d'orge, chaude à peu près au degré du sang, dans un vaisseau de verre dont la profondeur étoit d'environ huit pouces; elle s'écoula du fond de ce vaisseau en 50 secondes par un tuyau de verre dont le diametre étoit $\frac{1}{7}$ de pouce, & la longeur de deux pouces. Et en répetant deux fois la même Expérience, à mesure que la décoction se refroidissoit elle étoit environ quatre-vingt & quatre-vingt-dix secondes à s'écouler; tandis qu'une pareille quantité d'urine passoit par le même tuyau en dix secondes.

Supposant maintenant que les vitesses par l'urètre, en prenant un terme moyen, soient comme soixante & douze à dix-huit, alors la vitesse de l'urine sera plus grande des trois quarts que celle du mucilage d'orge. Otant donc les trois quarts de trente-six, le reste neuf sera la force avec laquelle ce mucilage poussera la Pierre, & par conséquent la force d'impulsion du mucilage dans le col de la Vessie & dans l'urètre l'urètre ſera neuf fois plus grande que celle de l'urine, outre l'avantage qu'il a de lubréfier conſidérablement le canal de l'urètre.

Je ne doute pas que ſi cette méthode propoſée par le Dr. Hales étoit régulierement miſe en pratique, après chaque paroxiſme néphretique, ou auſſi-tôt qu'un noyau formé d'abord dans les Reins, eſt tombé dans la Veſſie, il en procureroit la ſortie & préviendroit par-là la formation de la Pierre.

Il arrive très ſouvent que lorſqu'une petite Pierre vient de tomber dans la Veſſie, elle ſe niche tellement entre les replis de la membrane villeuſe qu'elle n'incommode preſque pas. Et il peut être d'une dangéreuſe conſéquence de la négliger pendant quelques ſemaines, quoique durant tout ce tems là elle ne cauſe pas la moindre douleur; car dans ceux ſurtout qui ſont d'une conſtitution propre à favoriſer la génération des Pierres, le noyau devient en peu de tems trop gros pour qu'il puiſſe paſſer par l'urètre, quoiqu'il fût fort petit lorſqu'il commença à tomber dans la Veſſie.

Mais perſonne n'ignore les violentes douleurs que cause la Pierre descendue dans le col de la Vessie, & combien elle y reste long-tems, faute d'une force suffisante dans l'urine pour la pousser dehors. Les inégalités, ou les petites éminences d'une Pierre produisent de si grandes irritations dans le col de la Vessie, qu'on n'a pas la patience d'attendre qu'il y ait assés d'urine pour qu'elle forme en sortant un fil continu, mais on la rend goutte à goutte, en sorte qu'elle n'a pas assés de force pour pousser la Pierre par l'urètre.

Il paroît que si dans ces deux cas, on injectoit autant de cette liqueur mucilagineuse que le malade pourroit en supporter sans beaucoup de douleur, elle débarasseroit les petites Pierres des replis de la Vessie, & les feroit aisément sortir par l'urètre, sans qu'il en résultât aucune incommodité.

Je crois qu'il arrive rarement que le noyau soit produit en premier lieu dans la Vessie; ou qu'il tombe par les uretères quelque Pierre d'un plus gros volume que ce qu'on appelle communément du sable ou du gravier, sans qu'un Observateur exact s'en apperçoive; en sorte qu'il y aura toujours des indications certaines qui apprendront le tems où il ſeroit à propos de faire les injections; ce qu'on devroit, ce me ſemble, commencer le plutôt qu'il ſeroit poſſible après la deſcente de la Pierre dans la Veſſie, en ne laiſſant que peu d'intervalle entre ces injections, juſqu'à ce que le noyau fût ſorti.

J'ai dit ci-deſſus qu'on injecteroit autant de liqueur mucilagineuſe que la Veſſie pourroit en recevoir ſans cauſer beaucoup de douleur; car cette injection en cauſera toujours un peu, en étendant les replis des tuniques & des membranes de la Veſſie juſqu'à ce que la ſurface en ſoit unie; parce qu'une telle force doit néceſſairement allonger les fibres nerveuſes au delà de leur ton naturel. Delà l'urine, lorſqu'elle eſt retenue en trop grande quantité, cauſe de la douleur, & nous excite conſtamment à lui laiſſer la voie libre, non pas tant par ſon poids ou ſon *Stimulus* que par la diſtenſion de la Veſſie. Il ſuit delà que nous devons bien prendre garde de trop diſtendre la Veſſie ou de la diſtendre trop promtement, ce qui non ſeulement incommoderoit beaucoup, mais même affoibliroit ou détruiroit la force de contraction de ses différentes Tuniques & Membranes : & tout le monde connoît les mauvais effets qui en resulteroient.

Je ne prétends donc pas que ces injections puissent être faites par des mains mal-habiles ; mais je crois qu'on doit avoir recours aux Chirurgiens les plus expérimentés, qui sçachent parfaitement introduire la sonde dans la Vessie, & remédier aux accidens qui peuvent arriver dans le passage de la Pierre par l'urètre.

Il ne sera pas hors de propos de rapporter ici la Méthode dont je fis usage pour injecter les différens menstrues ci-dessus mentionnés dans les Vessies de chiens ; parce que j'ai toujours trouvé que c'étoit le moyen le plus aisé dont je puisse me servir. J'attachai au gros bout de la sonde une Vessie de veau,& alors fermant l'ouverture de cette extrémité avec un petit bouchon de liége, je versai l'injection dans la Vessie de veau que je liai si exactement que l'air ne pouvoit y entrer : j'introduisis ensuite la sonde dans la Vessie du chien, & ayant ôté le bouchon, je pressai doucement la Vessie d'une main, tandis que de l'autre je tenois la ſonde aſſujétie ; par ce moyen j'injectai le menſtrue ſans aucune peine. J'ai toujours trouvé cette façon plus aiſée que ſi on ſe ſervoit d'une Seringue qu'on ne peut pas diriger, à pluſieurs égards, avec autant de ſûreté. Le gros bout de la ſonde doit paſſer pour cela d'un pouce ou davantage les deux anſes collaterales, afin qu'on puiſſe plus commodément y attacher la Veſſie de veau : & l'orifice doit être aſſez large pour recevoir un petit bouchon.

Qu'on me permette de plus de propoſer, en me ſoumettant au jugement des habiles Lythotomiſtes, s'il ne ſeroit pas fort utile d'injecter un mucilage épais dans la Veſſie d'une perſonne qui vient d'être taillée, pour faire ſortir quelques fragmens ou quelques petites pierres hors de la Veſſie ? Cette liqueur ſeroit probablement plus efficace qu'un mucilage clair tel que l'eau d'orge qu'on injecte quelquefois dans cette vûe.

# EXPERIENCES
## DE MEDCEINE,

Sur le Laurier-cerise, pour rechercher ses propriétés & la maniere dont il agit sur les Animaux.

*Qui ont été lues en présence de la Société Royale.*

DEpuis que le Docteur Madden a communiqué à la Société Royale une exposition des funestes effets de l'eau distillée du Laurier-cerise, on a fait plusieurs Expériences en Angleterre pour confirmer la vérité de ces observations. Mais je ne sçache pas qu'on ait jamais cherché à découvrir les effets qu'auroient cette eau, ou les feuilles dont elle distillée, sur les animaux, si on les donnoit à petites doses & qu'on en continuât l'usage pendant quelque tems. Cette voie étant la seule que je connoisse pour rechercher les propriétés utiles des espéces de Plantes dont la maniere d'agir nous est inconnue, j'espere qu'on recevra favorablement les Expériences ſuivantes ; car quoiqu'elles ſoient très-ſimples elles peuvent nous conduire à de plus importantes découvertes ; & l'un des plus grands ſervices qu'on puiſſe rendre au genre-humain eſt ſans doute de faire différentes Expériences avec exactitude, & de raſſembler des obſervations ; & lorſqu'on en a un certain nombre, on peut alors commencer à raiſonner & à en tirer une infinité de conſéquences.

On a toûjours regardé comme une entrepriſe des plus utiles celle de rechercher les vertus des Plantes, & rien n'eſt plus certain que le meilleur moyen de découvrir l'efficacité de celles qui ne ſont pas encore uſitées en Médecine, eſt d'avoir recours à des Expériences ſur les Animaux : car quoique quelques ſubſtances ſoient pernicieuſes à l'homme, qui ne le ſont pas de même aux autres Animaux, & *vice verſa*, cependant comme le plus grand nombre des Médicamens les affectent tous également, on a l'avantage de pouvoir découvrir leurs effets en les faiſant prendre aux Animaux. Il eſt ſûr (dit l'Illuſtre Boyle) » que nous foulons aux pieds un grand » nombre de choſes qui, ſi elles étoient

» connues, serviroient aux usages les » plus importans. Nous méprisons des » Plantes communes d'une très-gran- » de efficacité faute de prendre la peine » d'en rechercher les propriétés ; & » quoiqu'il y en ait plusieurs qui soient » dangereuses ou mortelles en elles-mê- » mes, ou prises à grandes doses ; ce- » pendant il y a lieu de croire qu'il est » possible à l'Art de découvrir les » moyens de réduire ces Drogues en autant de Médicamens utiles. » Il y a quelques personnes à la vérité, qui ont pris beaucoup de peines pour trouver les vertus des Plantes par une Analyse Chymique ; d'autres en les mêlant avec du sang extravasé, ou en les injectant sous différentes formes, dans les plus gros vaisseaux sanguins immédiatement ; il y en a eû enfin qui ont prétendu connoître les vertus des Plantes par leur face externe : mais la Méthode que je recommanderois comme le moyen le plus sûr & le plus naturel de rechercher les bonnes & les mauvaises qualités des Drogues qui ne sont pas encore reçues dans la Pratique de la Médecine, seroit de les faire prendre aux Animaux par la bouche. Car on sçait que les puissances digestives, & les différentes ſortes de fluides que ces Drogues rencontrent avant que d'entrer dans les voies de la circulation, les changent ſouvent de telle ſorte qu'elles deviennent d'une nature toute différente ; & que tout médicament pris par la bouche ne ſe mêle avec le ſang que peu à peu: d'où il paroît évidemment que ſes effets ſeront en proportion de leut mêlange avec le ſang ; au lieu qu'on obſerve que la liqueur la plus innocente introduite toute en une fois dans les Vaiſſeaux ſanguins, incommode conſidérablement.

Je crois que nous avons dans notre propre Pays, des Simples capables de guérir les Maladies les plus formidables, ſi nous connoiſſions leur efficacité, & la meilleur maniére de les employer. Et je ne doute pas qu'en continuant de s'appliquer à la Philoſophie expérimentale, on ne trouve dans la ſuite des moyens de découvir leurs vertus & de faire d'excellens Remedes de pluſieurs Plantes qui ſont peu connues à préſent, au moins pour avoir de pareils uſages. J'oſe donc ſoumettre à l'examen des Sçavans les Expériences ſuivantes ; étant très-aſſûré que l'utilité de toutes les Plantes dépend principalement de la connoissance que nous avons de leurs propriétés ; & que par conséquent plus nous en découvrirons, plus grands seront les avantages qui en pourront résulter.

## *Expérience I.*

Ayant pris une certaine quantité de feuilles de Laurier-Cerise fraîches, je les pesai très-exactement, de peur que je ne fusse trompé par la différence des mesures dans les Expériences suivantes; & je trouvai qu'elles pesoient deux livres une once & demie *Aver du pois.* (a) Je versai dessus (b) trois Gallons d'eau de Fontaine, & j'en distillai deux Pintes dans un Alembic commun.

Afin d'essayer la force de cette Eau, j'en donnai quatre onces à un gros Dogue dans sa plus grande vigueur, lesquelles en peu de minutes le jetterent dans les convulsions les plus terribles, & terminerent sa vie dans l'espace d'une heure.

(a) Une once *Averdupois* est la seiziéme partie d'une livre, & une once *Troy* en est la douziéme partie.

(b) Le Gallon vaut environ quatre pintes de Paris.

A l'ouverture de ſon cadavre, je n'y vis rien de remarquable que ce qui a déja été obſervé dans les Tranſactions Philoſophiques, N°. 420. par le Dr. Mortimer. Je trouvai dans l'eſtomach ſix onces de mucoſité claire, viſqueuſe, ſemblable à des blancs d'œufs & même plus tenace; car lorſque je la verſai dans un baſſin que j'inclinai enſuite un peu ſur le côté, afin de ſouffler quelque écume qui étoit ſur cette liqueur, la partie qui ſe diſſipa par le ſouffle entraîna tout le reſte après elle, & laiſſa le baſſin entierement à ſec. Ce Phénoméne me conduiſit à faire l'Expérience ſuivante.

## *Expérience II.*

J'emportai l'Eſtomach d'un chien vivant, & j'y verſai auſſi-tôt quatre onces d'Eau de Laurier-Ceriſe, afin d'eſſayer ſi le ſuc gaſtrique ſeroit coagulé par-là, comme dans la premiere Expérience; mais il ne ſe fit pas la moindre altération, quoiqu'il y eût une once & demie de liqueur dans l'Eſtomach: j'avois eu ſoin de ne laiſſer rien manger à cet Animal avant l'Opération, de peur que quelque matiere mal digerée ne troublât l'Expérience.

Réfléchiſſant alors que la chaleur de l'Eſtomach devoit être beaucoup plus grande lorſqu'il étoit dans le corps de l'Animal & environné des viſceres, que dans l'Expérience précédente, ce qui pourroit être une cauſe de la coagulation, je plongeai auſſi-tôt l'Eſtomach & ce qu'il contenoit, dans de l'eau chaude, mais de quelque dégré au-deſſous de l'eau boüillante, & je l'y laiſſai vingt minutes ſans qu'il arrivât aucune altération dans la conſiſtence des fluides qui y étoient contenus.

Puis donc que l'Eau de Laurier-Ceriſe coagule conſtamment le ſuc gaſtrique, lorſqu'on la donne comme dans l'Expérience I. (car j'ai obſervé conſtamment cet effet) ne pouvons-nous pas raiſonnablement conclure de cette Expérience, qu'en conſéquence de l'action de l'Eau de Laurier ſur les nerfs & ſur les conduits excrétoires, l'Eſtomach reçoit une troiſiéme ſorte de matiére qui attire fortement l'Eau de Laurier & le ſuc gaſtrique, & par ce moyen, dévient le lien de cette union.

### *Expérience III.*

Je plongeai un Troicar dans la cavité de l'Abdomen d'un gros Chien, & j'injectai par la Canule quatre onces d'eau de Laurier-Cerise, ce qui lui causa de violentes douleurs, & dans quatre minutes le jetta dans des convulsions qui furent accompagnées d'ugrande difficulté de respirer ; & il mourut en 22 minutes.

Il paroît évidemment par là que l'Eau de Laurier produit bien-plûtôt ses funestes effets lorsqu'elle est employée de cette maniére que lorsqu'on la prend par la bouche. Il faut avouer à la vérité qu'il y a beaucoup plus de parties exposées à l'action de l'Eau de Laurier, en l'injectant dans la cavité de l'Abdomen; mais il faut aussi convenir que les nerfs y sont défendus par le Péritoine, qui non seulement tapisse toute la cavité, mais enveloppe de plus le Foye, la Ratte, l'Epiploon, l'Estomach, les Intestins & le Mésentere avec tous leurs Vaisseaux & leurs Glandes ; ensorte que si les parties les plus subtiles & les plus volatiles de l'Eau de Laurier n'avoient pas le pouvoir de passer à travers de cette membrane, aussi-bien que des allongemens ou productions de la dure & de la pie-meres qui enveloppent les nerfs, ces funestes effets ne pourroient jamais être produits en ſi peu de tems, en conſéquence de cette petite quantité d'Eau de Laurier qu'on peut ſuppoſer être pompée par les Vaiſſeaux abſorbans qui terminent les Veines.

S'il m'étoit permis d'hazarder une hypotheſe, je ſerois porté à croire que l'Eau de Laurier eſt mortelle, principalement en fixant ou en détruiſant de quelqu'autre maniére les eſprits animaux renfermés dans les nerfs. Car puiſqu'il ne paroît dans les Vaiſſeaux aucune inflammation ni obſtruction qui puiſſe occaſionner une mort auſſi violente & auſſi ſubite, puiſqu'on ne trouve point de ſang extravaſé dans le cerveau; puiſque les arteres ſont toutes vuides & les veines extrêmement enflées & remplies; puiſque les ventricules du cœur ſont tous deux conſidérablement diſtendus par un ſang encore fluide; puiſque la reſpiration eſt ſi gênée ſans aucunes obſtructions viſibles dans les Poulmons; puiſque le ſentiment eſt ſitôt détruit; puiſque les convulſions ſurviennent en ſi peu de tems; enfin, puiſque tous ces ſymptômes paroiſſent beaucoup plûtôt que la conſtitution du ſang ne peut être alterée & corrompue en un dégré ſuffiſant pour produire pe pareils effets: il est très-raisonnable de conclure que quelques parties les plus subtiles & les plus sulphureuses de l'Eau de Laurier-Cerise attirent & fixent fortement une partie des esprits animaux, tandis que d'autres irritent les nerfs, & excitent ces douleurs aigues & ces convulsions qu'on observe quatre ou cinq minutes après la prise de cette Eau.

Un Phénoméne que j'ai observé dans d'autres Chiens que j'ai fait mourir avec l'Eau de Laurier, paroît appuyer cette supposition; à sçavoir, qu'une once d'Eau de Laurier-Cerise occasionnoit des convulsions plus fortes & plus violentes que si j'en avois donné cinq ou six onces; ce qui vient (je pense) de ce que les esprits animaux n'étoient qu'en partie absorbés & fixés par une petite quantité, au lieu que le Gas ou les Vapeurs sulphureuses qui s'élevent d'une dose beaucoup plus grande, semblables à un éclair, arrêtent en un instant toute espèce de mouvement.

## *Expérience IV.*

Je donnai une chopine d'Eau de Laurier-Cerise à un vieux Cheval aveugle qui avoit une ancienne fiſtule & étoit hors d'état de ſervir, & je la lui fis prendre le matin à jeun, ayant eu la précaution de ne lui laiſſer rien à manger pendant toute la nuit.

Avant que de lui donner cette Eau, je lui tirai de la Veine jugulaire ſept onces un gros & un ſcrupule de ſang, qui étoit extêmement viſqueux & corrompu, & quelque tems après il ſe forma à la ſurface une peau épaiſſe d'un pouce, tenace & racornie.

Le Coagulum étoit d'un noir foncé. La ſéroſité étoit claire & tranſparente, mais il n'y en avoit pas plus de ſix gros.

Le Pouls, avant qu'il prit l'Eau de Laurier, battoit trente-quatre fois dans une minute, & ces pulſations ne furent pas autant accelerées par cette doſe que je m'y attendois; car elles n'allerent pas au-delà de quarante-cinq par minute, pendant tout le jour. Le ſeul effet ſenſible que je remarquai (car il n'en fut pas le moindrement malade) ce fut d'arrêter l'écoulement de l'humeur qui ſortoit de ſa fiſtule; car quoiqu'il s'en écoulât une quantité extraordinaire avant que ce Cheval prit l'Eau de Laurier, cette évacuation fut

fut entierement ſupprimée vers le ſoir. Deux heures après qu'il eut pris ſa doſe, je lui donnai un peu d'Avoine qu'il mangea avec avidité, & il ſe porta très-bien pendant toute la nuit.

Le lendemain matin je lui tirai ſept onces & un gros de ſang, qui, après avoir repoſé pendant vingt-quatre heures comme ci-devant, donna une once deux ſcrupules de ſéroſité claire couleur de paille. Le Coagulum devint d'une couleur un peu foncée, & la peau racornie qui étoit à la ſurface, n'avoit pas l'épaiſſeur de trois quarts de pouce.

Auſſi-tôt qu'il eut été ſaigné, je lui donnai une pinte d'Eau de Laurier, qui en quarante minutes commença à le rendre extrêmement malade & le fit vaciller; bien-tôt après il ſe coucha par terre, & tomba en une ſueur abondante; il parut par ſes henniſſemens & ſes ruades, qu'il ſouffroit beaucoup, & en même tems il ſe rouloit de côté & d'autre. Le Pouls étoit alors fort vîte, je comptai, dans le tems qu'il paroiſſoit ſouffrir le plus, quatre-vingt-cinq pulſations dans une minute. Il reſta dans cet état pendant quatre ou cinq heures, avec quelques petits intervalles de repos ; il fit ensuite durant une minute ou deux, des efforts pour se lever, mais il retomba de nouveau & donna les mêmes marques de douleurs qu'auparavant. Il ne parut point de fortes convulsions pendant tout ce tems, mais on appercevoit un tremblement dans presque toutes ses parties. Ce qui me causa plus de surprise, ce fut que tous ces terribles symptômes s'évanouirent en un instant, le Cheval se leva, s'étendit, rendit une grande quantité d'urine claire & limpide, commença à manger, & ne se plaignit plus de rien.

La Fistule fut entierement seche pendant tout ce jour, & afin de découvrir combien de tems elle persisteroit dans cet état, je cessai de lui faire prendre de l'Eau de Laurier pendant trois jours. Le lendemain matin l'humeur commença à couler de nouveau, mais en moindre quantité qu'auparavant ; & le troisiéme jour, l'écoulement parut aussi abondant que jamais.

Je lui donnai le matin du quatriéme jour trois chopines d'Eau de Laurier, qui, en dix minutes, lui causerent de violentes convulsions ; il tomba par terre respira avec grande difficulté, &

hennit d'une maniére horrible ; mais il ne fut pas attaqué de cette convulsion particuliere appellée *Opisthotonos*, qui fait courber le corps ensorte que la tête penche en arriere vers la queüe, & que j'observai dans les Chiens, quoique je n'en aie pas fait mention cidevant. Le Pouls battoit cent trois fois dans une minute, & quelquefois un peu plus fréquemment. Il lui survint une sueur très-abondante une heure après qu'il l'eut prise, laquelle continua plus ou moins jusqu'à ce qu'il mourut.

Deux heures avant sa mort je lui tirai sept onces de sang de la veine jugulaire, dont il se sépara deux onces cinq gros deux scrupules de sérosité transparente ; le Coagulum étoit beaucoup plus mou & d'une couleur plus belle qu'auparavant ; la peau qui se forma à la surface étoit à peu près comme de la glu & de l'épaisseur d'un demi-pouce seulement. Le Cheval mourut précisement quatre heures & demie après avoir pris sa dose d'Eau de Laurier.

Nous avons dans cette Expérience, un exemple surprenant de la force & de la subtilité de l'Eau de Laurier. Car il faut en effet qu'elle soit bien active, pour être capable d'accélérer le Pouls, jusqu'à rendre les pulsations trois fois plus fréquentes qu'elles ne sont d'ordinaire, pour arrêter pendant quelque tems un flux abondant de matiere d'une ancienne fistule, & pour atténuer, diviser, & altérer l'arrangement & la cohésion des particules d'un sang si épais & si visqueux.

Pour produire tous ces effets surprenans, il ne faut pas moins que des agens extrêmément puissans, qui aient une très-grande force attractive, & qui soient capables de resserrer les Vaisseaux jusqu'au dernier dégré.

Après avoir éprouvé les terribles effets de l'Eau de Laurier-Cerise, donnée à grandes doses ; je rechercherai maintenant sa nature & ses qualités lorsqu'elle est donnée en petite quantité & continuée pendant quelque tems.

## *Expérience V.*

Le 14 Juillet 1733, je commençai à donner à un Chien haut de vingt-un pouces en parfaite santé & très-vigoureux, un gros d'Eau de Laurier-Cerise, mêlée avec deux gros d'eau de

Fontaine ; je continuai de lui faire prendre cette doſe, de la même maniére, tous les matins pendant un mois.

Le Pouls, avant qu'il prit cette Eau de Laurier, battoit environ ſoixante & dix-huit fois dans une minute, ainſi que je le trouvai par différentes Obſervations.

Ayant tiré deux onces & demie de ſang de la Veine jugulaire, préciſément avant que de commencer ces Expériences, je ſéparai la ſéroſité du coagulum, après que ce ſang eut repoſé vingt-quatre heures dans un lieu frais, afin que je pus connoître la proportion qu'ils avoient l'un à l'autre, & je trouvai que la ſéroſité peſoit quatre gros vingt-ſept grains.

Il eſt à propos de remarquer que le ſang, dont on parlera dans les Expériences ſuivantes, fut toujours tiré des Veines jugulaires ; & que cette Opération a toujours été faite le matin, l'Animal étant à jeun, afin de n'être pas trompé dans l'état du ſang par l'addition d'un nouveau chyle.

Il eſt auſſi à propos d'obſerver que lorſque je touchois le Pouls de ces Animaux, c'étoit toujours quand ils ſe trouvoient dans un état tranquille ; & comme ils étoient dans un Chenil d'environ douze pieds en quarré, ils ne pouvoient s'agiter assez pour accélérer leur Pouls plus en un tems qu'en un autre. Le chien fit toujours paroître quelques anxiété aussi-tôt après avoir pris l'Eau de Laurier, mais de telle maniére que je ne pus juger si cela venoit de ce qu'on la lui avoit fait avaler par force, ou de cette Eau elle-même; quoiqu'il en soit, environ une heure après, il lui survint une chaleur douce dont on pouvoit s'appercevoir à l'interieur des cuisses, autour du ventre, au bout du nez & à l'extrémité des pieds. Après qu'il l'eut prise pendant dix jours, le Pouls battit entre quatre-vingt-dix & cent fois dans une minute, & fut un peu plus fort qu'auparavant.

Je ne m'apperçus pas que cette dose eût augmenté ou diminué aucune des Sécretions ou Excrétions, ni que l'Animal en devînt alteré, ou que son appétit en fût diminué.

Ce Chien étant traité doucement commença à prendre sa dose sans beaucoup de répugnance, & ne parut pas si inquiet après l'avoir prise, qu'il l'étoit en premier lieu; j'observai seulement qu'aussi-tôt après il rendoit souvent quelques vents ; & il parut se plaindre d'une âpreté dans le gozier, par une petite toux, ou plûtôt par une espece de crachement, qui duroit pendant quelque tems. J'ai appris de plusieurs Nourisses, que c'étoit une coutume parmi elles de faire bouillir une feuille de Laurier dans la bouillie de leurs enfans, lorsqu'ils ont des vents, & qu'elles en avoient toujours vû de bons effets. Je suis assûré par cette Experience que l'Eau de Laurier dissipe les Vents de l'Estomach.

Le 8 d'Août, deux onces & demie de sang donnerent cinq gros trente-cinq grains de sérosité à peu près de la couleur du Vin de Bourgogne. Le Coagulum devint d'une couleur un peu plus foncée, & il parut d'une bonne consistence. Je trouvai par Expérience, que cette petite quantité de sang perdit trente cinq grains de son poids, en le laissant reposer pendant vingt-quatre heures dans un Vaisseau de verre. Pendant cet intervalle je le pesai fort souvent, afin de sçavoir en quelle proportion les parties les plus subtiles & les plus volatiles du sang se dissipoient; & par là il parut qu'à la fin de la premiere heure il avoit perdu VI. grains; à la fin de la seconde gr. X. à la troisiéme gr. XII, ss. à la quatriéme gr. XIV à la neuviéme gr. XX. à la quinziême gr. XXVI. & à la fin de la vingt-quatriéme heure gr. XXXIV. Je rapporte ces particularités, parce que je crois qu'il est nécessaire dans ces sortes d'Expériences de remarquer les moindres circonstances.

Le 11 Août, j'augmentai la dose jusqu'à un gros & demi d'Eau de Laurier dans deux gros d'eau de Fontaine, comme auparavant. Douze minutes après l'avoir prise, il vomit un peu de matiere visqueuse & mucilagineuse, ce qui fut le seul effet que j'en observai alors. Le lendemain matin il arriva la même chose, ensorte que je fus obligé d'ajouter deux gros de plus d'eau de Fontaine, sans quoi il l'auroit constamment rejettée : de cette maniére elle passa aisément, & il continua de prendre cette dose tous les matins pendant le second mois.

Au commencement de ce mois, je remarquai dans le Pouls environ 110 pulsations dans une minute, & vers la fin du mois, depuis 110 jusqu'à 122, ce qui fut le plus grand nombre; car comme

comme je touchois régulierement le Pouls deux ou trois fois par jour, je ne crois pas que j'aie pû me tromper. Le Chien se porta parfaitement bien, mangea avec avidité, engraissa, & les excretions sensibles furent régulieres & en bon ordre pendant tout le tems.

Le 5 Septembre, de deux onces & demie de sang il se sépara six gros & cinquante grains de sérosité rougeâtre. Ce sang parut d'une couleur très-vive au sortir de la Veine, & il persista de même après la séparation.

Le 8 Septembre, j'augmentai la dose jusqu'à deux gros d'eau de Laurier, mêlée avec une demi-once d'eau de Fontaine, ce qui le fit vomir une fois comme auparavant. Mais en ajoutant deux gros de plus d'eau de Fontaine, il fut tranquille, & continua de prendre cette dose pendant le troisiéme mois.

Le Pouls, vers la fin de ce mois, battoit environ 130 fois dans une minute; je ne trouvai, durant tout le mois, jamais moins de 110 pulsations ni plus de 135 par minute. Le Chien fut toujours en parfaite santé & devint très-gras.

Le 6 Octobre, ſur deux onces & demie de ſang, il y eut ſept gros & demi de ſéroſité, d'une couleur beaucoup plus vive qu'elle ne l'eſt ordinairement dans les chiens; car elle étoit peu différente de celle d'un homme en ſanté. Ce ſang forma un plus grand arc en ſortant qu'il ne l'avoit jamais fait auparavant, & étoit d'une couleur très-vive & très-belle. Lorſqu'il eut repoſé vingt-quatre heures, le coagulum fut auſſi rouge qu'il eſt poſſible, & d'une conſiſtance moins ferme qu'à l'ordinaire.

Nous pouvons conclurre de là que quoique l'Eau de Laurier, donnée pure & à hautes doſes, ſoit un violent poiſon, cependant donnée à petites doſes, & délayée autant qu'il le faut, elle ne produit point de mauvais effets. Il paroît auſſi par cette Expérience que l'Eau de Laurier à petites doſes, augmente la viteſſe de la circulation, attenue le ſang, rend l'Animal très-vif & diſpos, & n'interrompt pas les excrétions ſenſibles. On verra par les Expériences ſuivantes comment elle agit à de plus grandes doſes.

## Expérience V.

Le 28 Juillet 1733, je donnai à un gros chien de chasse, haut de 27 pouces, âgé d'environ un an, & en parfaite santé, deux gros d'eau de Laurier dans le quart d'une chopine de lait, & je continuai tous les matins pendant quinze jours.

Avant qu'il prit l'eau de Laurier son pouls battoit généralement entre 70 & 80 fois dans une minute; quoique les pulsations n'allerent quelquefois pas jusqu'à 70, & excéderent 90 une fois ou deux. Toutes ces variations arriverent sans qu'il eût à boire ni à manger, & dans l'espace de quatre heures; mais on sçait que le Pouls peut être accéléré ou retardé par une infinité des causes. Le jour d'auparavant on lui tira deux onces & demie de sang de la veine jugulaire, d'une très-bonne qualité; & lorsqu'il eut reposé pendant 24 heures, la serosité étoit d'une couleur fort rouge & pesoit cinq gros vingt-trois grains.

Le Pouls durant ces quinze jours n'excéda jamais 100 pulsations dans une minute. Le chien étoit fort gai & mangeoit avec voracité. Je ne m'apperçus pas qu'aucune des excrétions fût augmentée ou diminuée.

Le 11 Août deux onces & demie de ſang donnerent ſix gros 10 grains de ſeroſité, d'une couleur un peu plus vive que ci-devant. Le même jour j'augmentai la doſe juſqu'à une demie once d'eau de laurier, mêlée dans la même quantité de lait qu'auparavant.

Il n'arriva aucun changement conſidérable pendant ces quinze jours, à l'exception que le Pouls fut un peu plus fort qu'auparavant.

Le 25 Août, deux onces & demie de ſang donnerent ſix gros & trente-trois grains de ſeroſité de couleur de vin de Bourgogne. Le coagulum étoit d'un rouge fort brillant. Le même jour j'augmentai la doſe juſqu'à ſix gros d'eau de laurier, & je la fis prendre tous les matins pendant quinze jours comme auparavant.

Cette doſe paſſa fort aiſément, ſans lui cauſer aucune incommodité ; elle n'accelera pas même le pouls autant que je m'y attendois, car j'obſervai rarement plus de 105 pulſations dans une minute. Le chien ſe porta très-bien & engraiſſa.

Le 8 Septembre, deux onces & demie de ſang ne donnerent que quatre gros deux ſcrupules & quatre grains de ſéroſité, qui paroiſſoit d'une couleur un peu plus vive que la derniere; & la partie rouge étoit extrêmement brillante. L'ouverture étoit à la vérité trop petite cette fois, enſorte que le ſang ne faiſoit que dégouter le long du cou, & ſortoit avec beaucoup moins de viteſſe qu'auparavant : mais que ce fût là la raiſon du peu de ſeroſité de ce ſang, ou que cela provienne de l'eau de laurier priſe à grandes doſes, c'eſt ce que les Expériences ſuivantes détermineront.

Dans cette vûe, j'en donnai une once (*troy*) le lendemain matin ; mais parce que le goût en étoit trop fort le chien refuſa de la prendre juſqu'à ce que j'y eus ajouté quatre onces de lait ; enſorte qu'il prit alors tous les matins une once d'eau de laurier dans un demi-ſeptier de lait. Le chien ſe porta très-bien pendant ces quinze jours, mangea avec avidité, les excrétions par l'urine & par les ſelles furent régulieres, il engraiſſa, ſon pouls étoit fort & battoit 110 fois dans une minute.

Le 22 Septembre, deux onces & demie de ſang donnerent ſix gros deux ſcrupules de ſeroſité bien colorée. Maintenant comme le ſang ſortoit par une grande ouverture, & couloit librement, ne pouvons-nous pas raiſonnablement conclure que la petite quantité de ſeroſité mentionnée ci-deſſus, devoit plutôt être attribuée au mouvement lent du ſang, au ſortir de la veine qu'à l'action de l'eau de laurier? Car lorſque le ſang coule très-lentement, & particulierement lorſqu'il ſort goutte à goute, & ſe répand ſur la peau; enſorte que la ſurface ſoit beaucoup plus expoſée au libre accès de l'air, l'eſprit ſalin & acide qui y eſt contenu, coagule le ſang, & lie tellement enſemble les parties ſéreuſes & globuleuſes, qu'elles reſtent dans un état fixe pendant plus de 24 heures. J'ai obſervé ſouvent que le ſang qui coule du nez goutte à goutte, ne donne que peu de ſeroſité; & la même choſe arrivera ſi on en met une petite quantité dans un baſſin dont le fond ſoit fort large: d'où l'on voit que cette ſuppoſition n'eſt pas ſans fondement.

Le même jour j'augmentai la doſe juſqu'à dix gros d'eau de laurier, ce que je continuai pendant quinze jours.

Le pouls fut toujours fort & régulier, & battoit généralement entre 110 & 120 fois dans une minute. Le chien parut être en parfaite santé à tous égards.

Le six Octobre, deux onces & demie de sang donnerent sept gros & six grains de serosité. La partie fibreuse étoit d'une couleur très-vive, & d'ailleurs plus molle qu'auparavant.

Le même jour j'augmentai la dose jusqu'à une once & demie.

Le pouls resta dans le même état, les excrétions par les selles & par l'urine furent regulieres; le chien mangea avec avidité, & engraissa encore.

Le 20 Octobre, deux onces & demie de sang donnerent sept gros & quinze grains de serosité, il y avoit aussi une matiere noirâtre précipitée au fond du vaisseau. Le coagulum étoit d'une couleur très-vive, & fort tendre.

Ayant augmenté la dose jusqu'à deux onces tous les matins, le chien refusa de les prendre dans du lait. C'est pourquoi je fis bouillir un peu de farine d'avoine, & de l'orge moulu dans du bouillon de *Sheep' s-head* *, jusqu'à ce

* C'est une espece de poisson de Virginie,

que cette décoction devint en consistance de bouillie, à une chopine de laquelle je mêlai l'eau de laurier. Cela réussit fort bien, & s'il arrivoit que le chien refusât cette bouillie, je ne lui donnois rien à manger jusqu'à ce qu'il l'eût entierement prise.

Pendant ces quinze jours le pouls battit rarement plus de 120 fois par minute, & n'alla jamais jusqu'à 130. L'appétit continua; les excrétions furent en bon ordre. Il commença à sortir des vers, presque à chaque selle. Ils étoient tous vivans, & du genre des Ascarides, à l'exception d'un vers strombe qui étoit mort.

Le 3 Novembre j'augmentai la dose jusqu'à deux onces & demie.

Le même jour deux onces & demie de sang donnerent six gros & un scrupule de serosité. Le coagulum étoit d'une couleur rouge.

Le chien pendant tout ce tems se porta très-bien, & ne rendit point d'Ascarides.

Le 10 Novembre, j'augmentai la dose jusqu'a trois onces, & dans la

dont on peut faire du bouillon comme celui de mouton.

ſuite j'ajoutai une demie once chaque ſemaine, comme on le verra ci-après.

Le chien fut encore en parfaite ſanté & mangea avec voracité. Son urine commença à être un peu plus colorée qu'à l'ordinaire, & ſon pouls parut plus vite & plus plein qu'auparavant; mais il ne vomit pas & ne parut aucunement incommodé autant que je pus m'en appercevoir.

Le 17 Novembre ſur deux onces & demie de ſang il y eut cinq gros & cinquante-quatre grains de ſeroſité, d'une couleur plus foncée que la derniere. On voyoit de plus une grande quantité de matiere noirâtre précipitée au fond du vaiſſeau; mais les matieres globuleuſes perſiſterent toujours d'une belle couleur rouge.

Le même jour ſa doſe fut augmentée juſqu'à trois onces & demie; & derechef le 24 Novembre, j'y ajoutai une demie once de plus.

Pendant ces quinze jours, l'urine fut beaucoup plus colorée qu'auparavant, le chien parut ſtupide & plus alteré qu'à l'ordinaire, le pouls étoit très-fort, & très-dur je fus alors obligé d'ajouter plus de Bouillie à l'eau de laurier, avant que de pouvoir la lui faire prendre; & il la refusa deux fois jusqu'au lendemain matin qu'il se trouva affamé ; car je ne lui donnai jamais rien à manger qu'il n'eût entierement pris sa dose. Il ne rendit aucun Ascaride pendant tout ce tems, ensorte qu'il est probable que les intestins en étoient délivrés. Il ne parut pas non plus aucun tremblement dans cet animal, mais il commença pour lors à maigrir.

Le 1 Décembre, deux onces & demie de sang donnerent six gros & quinze grains de serosité. Le coagulum étoit fort tendre & il y avoit un peu de poudre noire au fond.

Le même jour la dose fut augmentée jusqu'à quatre onces & demie ; mais je ne pus la lui faire prendre que quatre fois cette semaine, quoique je la donnasse dans du lait épaissi avec de la fleur de farine, avec du gruau, du bouillon de mouton, & plusieurs autres choses.

Le 8 Décembre, j'augmentai la dose jusqu'à cinq onces, mais il ne commença à la toucher que lorsqu'il étoit à moitié consumé par la faim : & comme la quantité étoit trop considérable pour le forcer à l'avaler, je fus obligé de discontinuer mes Expériences, parce que le sang auroit été si fort altéré par cette longue abstinence, que je n'en eus pû tirer aucune nouvelle lumiere sur la nature & les propriétés de l'eau de laurier.

Cette Expérience nous apprend la grande différence qu'il y a entre l'action du même remede lorsqu'on l'avale tout seul, & lorsque ses parties actives, subtiles & pénétrantes sont séparées les unes des autres par l'intervention d'une matiere adoucissante & mucilagineuse.

Il résulte aussi de ces Expériences, que le sang devenoit plus fluide qu'il n'étoit avant que le chien commençât à prendre de l'eau de laurier, & que la partie fibreuse, après sa séparation de la sérosité, étoit fort molle & d'une couleur extrêmement vive.

## *Expérience VII.*

Le 4 Août 1733, je pris deux gros de feuilles de Laurier-Cerise, coupée aussi menu que pour faire une conserve, & je les donnai à un chien métif haut de 22 pouces, tous les matins pendant quinze jours. Ma méthode pour les faire prendre étoit de les envelopper dans un morceau de vessie de mouton ou de veau, frottée avec du beure ou du lard ; ce qui réussit toujours très bien.

Avant de commencer ces Expériences, j'observai à plusieurs reprises que son pouls battoit 83 ou 84 fois dans une minute.

Le même jour, deux onces & demie de sang donnerent cinq gros & cinquante grains de sérosité d'une couleur foncée. Le coagulum étoit d'une belle couleur & fort tenace.

Tout alla fort bien pendant ces quinze jours, & le pouls battit de 85 à 100 pulsations dans une minute.

Le 18 Août la dose fut augmentée jusqu'à une demie once.

Le même jour deux onces & demie de sang donnerent six gros 24 grains de sérosité, d'une couleur presqu'aussi foncée qu'auparavant. Le coagulum ne fut que fort peu changé. Le pouls parut un pen plus vite & plus dur. L'appétit étoit bon & le chien en parfaite santé.

Le 1 Septembre, deux onces & demie de sang donnerent six gros deux scrupules de sérosité qui étoit alors d'u-belle couleur rouge. La partie fibreuse étoit fort brillante, & d'une consistance moins ferme qu'auparavant.

Le même jour la dose fut augmentée jusqu'à six gros, qu'on donna tous les matins pendant quinze jours.

Il n'arriva durant tout ce tems aucun changement considérable soit à l'égard du nombre de pulsations, de la force & de la plénitude du pouls, ou par rapport à la chaleur du corps, l'appétit, la soif, ou aucune des excrétions.

Le 15 Septembre, deux onces & demie de sang donnerent sept gros trente-six grains de sérosité claire. Le coagulum étoit d'une couleur de vermillon, & extrêmement mou. Il y avoit une petite quantité de matiere d'un rouge obscur précipitée au fond de la palette.

Le même jour la dose fut augmentée jusqu'à une once *Troy*.

Pendant ces quinze jours le chien ne parut pas si gras qu'auparavant, quoiqu'il mangeât autant & avec aussi bon appétit que jamais. Ses poils commencerent à se dresser ; il s'éleva une varice à peu près de la grosseur d'une noix de galle sur l'épaule gauche qui resta près de quinze jours, & disparut ensuite d'elle-même.

Le Pouls étoit accéleré de sorte

qu'on comptoit de 120 à 130 pulsations dans une minute.

Le 29 Septembre, deux onces & demie de ſang donnerent ſept gros vingt-cinq grains de ſéroſité. Le coagulum étoit fort mou. Le même jour la doſe fut augmentée juſqu'à dix gros.

Le chien continua d'avoir ſes poils hériſſés, & de maigrir, quoique ſon appétit ne fut pas diminué. Son urine étoit plus colorée qu'auparavant, & parut fort chaude; elle faiſoit beaucoup d'écume lorſqu'elle tomboit à terre. Le pouls battoit généralement environ 130 fois dans une minute.

Le 13 Octobre, deux onces & demie de ſang donnerent ſept gros cinquante-cinq grains de ſéroſité couleur de vin de Bourgogne. Le coagulum étoit plus tendre qu'à l'ordinaire, & d'une couleur très-vive. Le même jour j'augmentai la doſe juſqu'à une once & demie. Il n'y eut point de changement conſidérable pendant cette quinzaine, excepté qu'un jour il eut une ſelle abondante dont la matiere étoit preſque fluide & de couleur verte.

Le 27 Octobre, deux onces & demie de ſang donnerent ſept gros quarante cinq grains de ſéroſité, qui lorſqu'elle commença à se séparer étoit d'un rouge clair, & devint ensuite d'une couleur foncée : lorsque je vins à le peser le lendemain, je trouvai une grande quantité de matiere noirâtre précipitée au fond. La partie fibreuse étoit à peu près comme auparavant. Le même jour la dose fut augmentée jusqu'à une once six gros.

Pendant ce tems-là il eut trois selles, & il sortit quelques Ascarides vivans qui furent les premiers que j'aie vus rendre à ce chien. Le pouls étoit très-plein & très-vite.

Le 10 Novembre, deux onces & demie de sang donnerent six gros cinquante-six grains de sérosité, d'une couleur un peu plus obscure qu'auparavant. Le même jour on augmenta la dose jusqu'à deux onces.

Le pouls fut alors extrêment vite: Je comptai une fois 157 pulsations dans une minute. Il y eut pendant ce tems-là plusieurs selles dont la matiere étoit fluide. Il s'éleva au côté de sa tête une tumeur de la grosseur d'un œuf de pigeon; & l'ayant ouverte, il en sortit près de trois cuillerées de matiere verte, aqueuse & indigeste. Le chien continua de maigrir & d'avoir ſes poils hériſſés, quoi qu'on prît de lui tout le ſoin imaginable.

Le 24 Novembre, deux onces & demie de ſang donnerent ſix gros deux ſcrupules de ſéroſité de couleur foncée, avec une grande quantité de matiere noire au fond. Le coagulum étoit très-mou & très-tendre, & d'une couleur auſſi vive que du vermillon. Le même jour la doſe fut augmentée juſqu'à deux onces & demie.

Le chien commença à devenir ſtupide, ſon pouls étoit très-vite mais plus foible qu'il n'avoit encore été. L'urine étoit d'un rouge foncé, avec une écume jaune par-deſſus qui perſiſta ſur le verre quelque tems après que cette urine eut été rendue.

Le 1 Décembre, la doſe fut augmentée juſqu'à trois onces, qu'il prit très-bien pendant ſix ou ſept jours, mais après cela je ne pus lui en faire prendre ſeulement une once en deux ou trois jours, quoique j'employaſſe toute ſortes de moyens pour le tromper. Cet animal devint alors fort maigre, ſon Pouls étoit extrêmement vite, ſon urine comme une leſſive, les matieres des ſelles étoient le plus ſouvent fluides

des, & son appétit se trouvoit considérablement diminué.

Tel étoit l'état de ce chien lorsque je discontinuai mes Expériences, ne voyant pas qu'il fût utile de les pousser plus loin sur cet animal.

Le 15 Décembre, deux onces & demie de sang ne donnerent que cinq gros & demi de sérosité ; ce qui, ce me semble, venoit en partie de ce que je ne nourrissois pas le chien aussi bien qu'auparavant, afin de pouvoir lui faire prendre les doses susdites.

Il paroit évidemment par cette Expérience que le sang fut considérablement attenué jusqu'à ce que la dose fût d'une once six gros ; car le 13 Octobre, nous trouvons deux gros cinq grains & le 27 Octobre un gros cinquante cinq grains de sérosité de plus que la même quantité de sang n'en donnoit avant que le chien commençât de prendre le Laurier. Ce qui joint à la couleur brillante & vive du sang doit être regardé comme un fort grand changement.

Sur la fin de ces Expériences l'élasticité des différents organes peut être altérée de plus en plus, par l'action violente d'une dose si considérable. De-là ses forces diminuerent continuellement, il tomba dans la consomption, & il lui survint une tumeur à côté de la tête qui lui causa la fiévre, son Pouls battant pour lors 157 fois dans une minute.

Je ne dois pas oublier d'observer que ce chien aussi-bien que celui de l'Expérience précedente recouvrerent leurs forces, & l'un & l'autre acquirent une parfaite santé quinze jours après qu'ils eurent cessé de prendre l'eau ou les feuilles de Laurier.

## *Expérience VIII.*

Un jeune cheval étant attaqué de la morve fut abandonné & négligé jusqu'à ce que la maladie arrivât à son plus haut période, ensorte qu'elle étoit regardée comme incurable.

La matiere qui sortoit de son nez étoit visqueuse, jaune & fort âcre; son sang étoit extrêmement glutineux & corrompu; il y avoit à la surface une peau dure épaisse de plus d'un demi-pouce. La cohesion du coagulum étoit assez forte pour résister au poids d'une colomne de mercure de treize pouces ½ de haut, dans une tube de verre qui avoit une extrémité obtuse de la grosſeur d'un pois. Ce tuyau avoit $\frac{1}{5}$ de pouce de diametre. Huit onces de ce ſang tiré de la veine jugulaire ne donnerent, après avoir repoſé vingt-quatre heures, que deux gros dix grains de féroſité jaune.

Le 27 Juillet 1734, je fis prendre à ce cheval ſix onces d'eau de Laurier-Ceriſe, mêlée avec une pinte d'eau de fontaine; ce que je répétai tous les matins pendant huit jours.

Le 5 Août j'augmentai la doſe juſqu'à huit onces, qui fut continuée pendant huit autres jours.

Le même jour huit onces de ſang donnerent une once deux gros de ſéroſité un peu moins jaune qu'elle n'étoit auparavant. La peau formée à la ſurface étoit épaiſe des $\frac{3}{4}$ d'un pouce. La coheſion ſe trouva fort peu changée.

Le 13 Août, la doſe fut augmentée juſqu'à douze onces tous les matins pendant huit jours.

Le même jour huit onces de ſang donnerent une once & demie de féroſité de bonne couleur. La peau n'étoit alors épaiſſe que d'environ $\frac{1}{4}$ de pouce, & ceda au poids de dix pouces de mercure.

Le 21 Août, la dose fut augmentée jusqu'à une chopine, mesure de vin, & donnée tous les matins pendant huit jours dans une pinte d'eau de fontaine.

Le même jour huit onces de sang donnerent une once quatre gros & demi de sérosité d'une couleur obscure. Il n'y avoit alors presque plus de peau à la surface, on y voyoit seulement çà & là quelques parties filamenteuses rougeâtres. Sa cohésion étoit égale au poids de 7 pouces ¼ de mercure.

Le 29 Août huit onces de sang donnerent une once sixgros de serosité d'une couleur brune. Le coagulum étoit très-brillant sans la moindre pellicule à sa surface, & il avoit si peu de consistance qu'il ne pouvoit soutenir une colomne de mercure haute de quatre pouces.

Durant tout ce tems le cheval parut se porter très-bien & eut toujours bon appétit. Son écoulement par le nez augmenta en quantité, mais la matiere étoit changée en un pus blanc, bien digeré, sans aucune mauvaise odeur, comme celle qu'il avoit auparavant.

La quantité d'eau de laurier qu'il prit pendant tout ce tems fut de 336 onces ou 21 septiers.

Nous pouvons remarquer ici combien sont fautives les conséquences qu'on tire des effets produits par différentes substances mêlées avec le sang extravasé, ou injectées immédiatement dans les gros vaisseaux sanguins : car il y a plusieurs choses qui épaissiroient & coaguleroient le sang, étant employées de cette maniere, tandis que prises par la bouche elles raréfieroient & diviseroient ce même fluide, peut-être en stimulant simplement les vaisseaux & accélérant le mouvement des différentes liqueurs. Cette eau de laurier en est un exemple frappant; car elle coagule fortement le sang lorsqu'elle est mêlée avec ce fluide dans la palette comme on le voit par les Expériences suivantes.

## *Expérience IX.*

A six onces de sang tiré d'un jeune homme violemment attaqué d'un Rhûmatisme inflammatoire, je mêlai une once d'eau de laurier qui donna à la partie globuleuse une couleur très-belle & très-vive, & la rendit plus molle, sans qu'il parût la moindre pellicule à sa surface. La serosité étoit d'un rouge leger comme du vin de Bourgogne, & après que le ſang eut repoſé 24 heures, elle péſoit exactement deux onces.

Ayant gardé ſix onces du même ſang dans une autre palette, il parut très-viſqueux, avec une peau fort épaiſſe par deſſus. La ſeroſité étoit d'un jaune vif, & peſoit deux onces un gros & dix grains.

Maintenant ſi nous avons égard à l'once d'eau de laurier ajoutée à la premiere palette, il paroîtra qu'il y eut une once un gros dix grains de parties aqueuſes fixées avec les parties globuleuſes du ſang, par la médiation de l'eau de laurier.

## *Expérience X.*

Ayant tiré ſeize onces de ſang d'une femme qui ſe trouvoit au troiſiéme jour d'une fiévre pleurétique, je mis une once d'eau de laurier chaude dans un plat où il y avoit environ la moitié de cette quantité de ſang. Le lendemain je trouvai le ſang qui étoit mêlé avec l'eau de laurier, d'une belle couleur, le coagulum extrêmement tendre, la ſeroſité d'un rouge pale & en petite quantité.

L'autre partie de ce ſang avoit à la ſurface une peau racornie épaiſſe au moins de $\frac{1}{3}$ de pouce ; la partie globuleuſe étoit fort noire ; la ſeroſité d'une couleur de paille, & en beaucoup plus grande quantité que dans l'autre palette. Mais cette malade étant à la campagne, je ne pus en examiner les proportions plus exactement.

## *Expérience XI.*

Ayant mêlé une demie once d'eau de laurier avec trois onces de ſang, qui ſortoit du bras d'un enfant âgé de dix ans, & attaqué du feu S. Antoine, ce mélange fut d'une belle couleur, & donna une once trois gros de ſeroſité de couleur foncée.

Tandis que trois onces ſix gros 50 grains du même ſang dans une autre palette donnerent une once un gros & un ſcrupule de ſeroſité couleur de paille, la partie fibreuſe avoit une peau épaiſſe de $\frac{1}{6}$ de pouce, exactement ſemblable à du ſuif fondu.

## *Expérience XII.*

Ayant mêlé une once d'eau de laurier avec six onces six gros & dix grains de sang tiré de la veine d'un homme âgé d'environ 40 ans, au second jour d'une fievre aigue continue, accompagnée de violentes douleurs à la tête & au dos ; je ne trouvai le lendemain matin qu'une once deux gros de serosité de couleur obscure. Le coagulum étoit fort tendre & d'une couleur extrêmement vive.

Six onces quatre gros deux scrupules du même sang dans un autre vaisseau donnerent une once cinq gros deux scrupules de serosité d'un jaune bilieux. Le coagulum avoit une pellicule fine à sa surface, mais il paroissoit d'une couleur vive par dessous.

Je pourrois ajouter un beaucoup plus grand nombre d'Expériences de ce genre, mais comme elles donnerent toutes les mêmes phenomenes, ce detail seroit inutile. J'observerai seulement que ces Expériences démontrent évidemment que l'eau de laurier a le pouvoir de causer de grandes alterations dans le sang : mais qu'elle qu'elle produiſe ces effets en alterant la configuration ou le volume des parties compoſantes du ſang, ou qu'elle fixe ſeulement les parties fibreuſes & ſéreuſes, enſorte qu'elle ne permette pas aux particules les plus legéres de s'élever à la ſurface, & prévienne par-là la formation de cette peau ſi commune dans les maladies inflammatoires, c'eſt ce que je laiſſe à déterminer aux Sçavans ; je remarquerai ſeulement que comme la ſeroſité devient toujours de la couleur de vin de Bourgogne, lorſque l'eau de laurier eſt mêlée avec le ſang tel qu'il ſort de la veine, ce qui n'arrive pas lorſqu'on mêle cette même eau avec la ſeroſité ſeule, il ſuit évidemment que les parties colorantes viennent des globules du ſang. Cela me conduiſit à faire L'Expérience ſuivante.

## *Expérience XIII.*

Je mêlai une once d'eau de laurier avec trois onces de ſeroſité du ſang humain, ce qui ne changea en aucune maniere ni ſa couleur ni ſa conſiſtance, après avoir laiſſé repoſer ce mélange pendant vingt quatre heures.

je le versai alors dans une bouteille & l'ayant bien bouchée je la mis dans un lieu frais où elle resta plus de six mois, sans que cette liqueur eût la moindre odeur putride ou cadavéreuse, & il ne se forma aucune pellicule à la surface, mais elle persista claire & limpide. Il se précipita au fond une très-petite quantité de matiere blancheâtre semblable à du sel.

## *Expérience XIV.*

Ayant mêlé une once d'eau de laurier avec une once de bile tirée des vesicules du fiel de deux chiens aussitôt qu'ils furent morts, elle ne fit que délayer la bile comme auroit fait une pareille quantité d'eau commune. Je conservai ce mélange dans une boutelie pendant un an, sans qu'il exhalât aucune mauvaise odeur.

## *Expérience XV.*

Ayant saigné jusqu'à la mort un gros chien de chasse, en coupant entierement ses veines jugulaires, je fixai un tube de verre haut de 4 pieds $\frac{1}{2}$ à l'aorte descendante, un peu au desſous du cœur, à l'imitation de mon reſpectable ami le Docteur Hales; (*a*) je fendis alors les inteſtins d'un bout à l'autre, & ayant lié les arteres crurales, je verſai dans le tube par le moyen d'un entonnoir, huit chopines d'eau, chaude au degré du ſang; la premiere chopine s'écoula auſſi vite que le tuyau pouvoit la recevoir, parceque tous les gros vaiſſeaux ſanguins étoient entierement vuides. La ſeconde chopine fut 270 ſecondes à paſſer: la troiſiéme 260. Enſuite chaque chopine paſſa toujours plus vite, enſorte que la huitiéme n'employa que 75 ſecondes à s'écouler.

Je verſai alors quatre chopines d'eau de laurier chaude au degré du ſang; la premiere deſquelles paſſa en 80 ſecondes, la derniere en 105.

Je verſai enſuite ſix chopines d'eau de laurier froide; la premiere paſſa en 115 ſecondes, la derniere en 170.

Alors je verſai ſix chopines d'eau de fontaine froide, la premiere paſſa en 150 ſecondes, la derniere en 155.

Ayant verſé enſuite ſix chopines

(*a*) Voyez l'Hemaſtatique nº IX. XV. XVI. &c.

d'eau très-chaude, la premiere passa en 145 secondes, la derniere en 80.

Il paroît par-là évidemment que l'eau de laurier contracte considérablement les fibres, même après la mort de l'animal ; & tout homme versé dans l'Œconomie animale sçait combien plus elles sont obéissantes à la moindre impression lorsqu'elles sont animées. Je vais maintenant rapporter deux ou trois Expériences faites avec l'eau de laurier à l'extérieur du corps.

## *Expérience XVI.*

Je laissai tomber depuis six jusqu'à dix gouttes d'eau de laurier dans l'œil d'un chien, pendant plusieurs jours, ce qui ne l'incommoda pas plus, que la même quantité d'eau de fontaine introduite dans l'autre œil.

Il paroît par-là que l'eau de laurier n'est pas fort âcre ni corrosive, puisqu'elle ne cause que peu ou point du tout de douleur, appliquée extérieurement à une partie du corps si délicate. Il reste maintenant à rechercher comment elle cause ces douleurs violentes lorsqu'on la donne intérieurement.

## Expérience XVII.

Ayant obſervé quelqu'huile eſſentielle au fond d'une bouteille d'eau de laurier, je verſai l'eau par inclination autant que je le pus, & alors je ſecouai la bouteille juſqu'à ce que le mélange de l'eau qui reſtoit & de l'huile parut blanc. J'en fis tomber ſix gouttes dans chaque œil d'un chien; ce qui parut lui cauſer beaucoup de douleur, car il frottoit continuellement ſes yeux; cependant en moins de ſix minutes il ſetrouva auſſi bien que jamais. Ses yeux reſterent encore mouillés quelque tems après; mais il ne ſurvint aucune inflammation ni aucune autre incommodité.

## Expérience XVIII.

Je fis une plaie de la largeur d'une piece de 24 ſols, préciſément derriere l'oreille d'un chien, afin qu'il ne pût la lécher, & je la penſai alors tous les jours avec un plumaceau trempé dans l'eau de laurier, la plaie fut toujours en bon état, & guérit auſſi-tôt qu'à l'ordinaire.

## *Expérience XIX.*

Je verſai un peu d'huile de vitriol ſur de l'eau de laurier ſans qu'il s'en ſuivit aucune efferveſcence ni ébullition.

Je fis la même choſe avec l'huile de tartre par defaillance, & le mélange fut auſſi tranquille qu'auparavant.

D'où l'on peut juſtement conclure que l'eau de laurier n'eſt ni acide ni alkaline.

J'ai ainſi rapporté ſechement mais fidellement le réſultat de ces Expériences, & je ſuis porté à croire qu'on pourroit en retirer beaucoup d'utilité, puiſque par tous ces phénomenes il paroît que le Laurier eſt capable de produire des effets ſurprenans dans la machine animale.

Une longue Expérience des bonnes & des mauvaiſes qualités de quelque drogue ſur les Animaux nous apprend à connoître ſa nature & les effets qu'elle peut produire ſur les corps humains; ce qu'il paroît impoſſible à notre entendement de déterminer expreſſement *à priori*. Je ne doute pas qu'on ne fit des découvertes importantes ſi quelques perſonnes ſçavantes, curieuſes, expérimentées, étoient encouragées par le Public à s'appliquer à ces Expériences, & qu'elles euſſent la liberté de les répéter ſur les Malfaiteurs, avec des Plantes dont elles auroient dejà éprouvé ſouvent l'efficacité & la ſureté ſur les Animaux.

Conſidérant l'inefficacité d'une grande partie de nos remedes communs, dans quelques maladies, je penſe avec l'illuſtre Boyle, que les découvertes utiles en Medecine & la recommandation des bons remedes, doivent être regardées comme les actes de charité qui ont le plus d'étendue, enſorte qu'un homme devient par-là plus utile au Public qu'en bâtiſſant un Hôpital. Et comme les meilleurs remedes pour les maladies chroniques particulierement doivent être recherchés parmi les drogues les plus actives & les plus âcres, qui abondent en parties ſubtiles ſulphureuſes & ſalines, & qui, à de grandes doſes, ou ſans les précautions convenables peuvent devenir un poiſon, il s'enſuit que celui qui eſt ſi heureux que de découvrir une maniere de convertir ces ſubſtances en medicamens ſûrs & utiles, avance beaucoup l'art de la Médecine, & ſe met par-là en état de guérir des maladies que d'autres jugeroient incurables. J'ai appris dernierement que la poudre de feuilles seches de Laurier, est fort usitée dans mon voisinage, comme un remede sûr contre une espéce de fiévre, en donnant de cette poudre autant qu'il peut en tenir sur une piéce de 24 sols dans un verre de vin blanc, deux heures avant l'accès, & répétant cela trois fois. Elle est fort estimée parmi le bas-peuple, & passe pour avoir de bons effets.

Une autre plante dont j'ai oui parler nouvellement comme d'un remede souverain pour le Rhumatisme, & qui peut réellement produire de grandes alterations dans le sang & les autres liqueurs, étant très-acre & très-active, c'est la *Cotula Fœtida*, ou la Maroute. Un pauvre étoit affligé depuis longtems de cette maladie, & avoit entierement perdu l'usage de ses membres, lorsqu'une femme vint à sa porte & lui parla de ce remede ; à sçavoir, de faire bouillir une poignée de Maroute dans une pinte de bierre jusqu'à ce qu'elle fût reduite à une chopine, de l'adoucir alors avec de la Thériaque, & de prendre cette dose le soir en se couchant ; mais ce remede étant fort dégoutant, il n'en put prendre que la moitié, qui cependant lui causa une sueur très-abondante & lui fit tant de bien qu'il prit l'autre moitié le lendemain au soir, & il recouvra par-là l'usage de ses membres.

Cet effet de la Maroute est certifié par des personnes sur la foi desquelles on peut compter ; mais comme ce n'est qu'un exemple particulier, on ne doit pas y faire de fonds, avant que d'en avoir fait plusieurs Expériences. Il seroit fort à désirer qu'on en fît l'essai sur des criminels, afin que cette plante & un millier d'autres dont nous ne connoissons pas actuellement les vertus, fussent introduites dans la pratique de la Médecine.

Le plaisir, la varieté, & l'utilité qui se trouvent dans ces sortes de recherches expérimentales leur ont heureusement donné beaucoup de crédit & de réputation. Nous avons déja une belle scene ouverte à nos yeux ; & tous ceux qui chercheront à la rendre plus étendue seront sûrs d'être recompensés de leurs travaux. Une Expérience nous conduit à de nouvelles recherches ausquelles on n'avoit pas pensé, celles-ci nous menent insensiblement à d'autres & ainsi de suite; & il arrive souvent que quoiqu'on n'obtienne pas ce qu'on cherchoit, on ſe trouve dédommagé par des découvertes importantes auxquelles on ne s'étoit pas attendu. La nature eſt en effet ſi fertile qu'on ne l'étudie jamais inutilement.

Enfin les Expériences que j'ai rapportées amuſeront peut-être les uns tandis qu'elles exciteront les autres à pouſſer plus loin ces recherches ſur la nature des plantes qu'on n'oſe pas encore employer dans la pratique de la Médecine. Quant à moi, je me propoſe à mes heures de loiſir, de pourſuivre ces ſortes d'Expériences, & j'eſpere d'en déduire avec le tems quelques conſéquences pratiques utiles au genre humain.

# EXPERIENCES

## Et obſervations ſur les vapeurs du Souffre, où l'on fait voir par quels moyens elles ſont mortelles aux Animaux.

*Lues en préſence de la Société Royale de Londres en 1745.*

### *Expérience I.*

LE ſoufre étant une ſubſtance qui produit un grand nombre de Phénomenes ſurprenans, j'ai cru qu'il ſeroit utile d'examiner quels effets auroient ſes vapeurs appliquées à différentes parties du corps des Animaux.

Nous ſommes déja bien aſſurés par un nombre infini d'Expériences, que ſi les vapeurs ſulfureuſes étoient admiſes dans les Poulmons en une certaine quantité, elles cauſeroient bientôt la mort; mais on n'a pas éprouvé juſqu'ici que je ſçache, les phénomenes qu'elles occaſionneroient, étant appliquées à d'autres parties du corps ſans être reçues dans les Poulmons.

Je pris pour cela un Epagneul de moyenne grandeur & je le mis dans une boëte de ſapin faite exprès ; à l'une des extrêmités de cette boëte je fis un trou aſſés large pour laiſſer paſſer ſa tête, & je clouai tout autour du trou une bande de peau large de quatre pouces, qui étant enſuite ſerrée avec une ficelle & attachée autour du cou du chien empéchoit qu'il ne put retirer ſa tête dans la boëte, & que les vapeurs du ſoufre ne puſſent s'échapper.

Je fis après cela un trou de trois pouces de diametre au fond de la caiſſe, & j'y adaptai exactement une eſpece de tuyau de cuir, qui ſervoit comme d'entonnoir pour introduire les vapeurs dans la boëte, laquelle étoit bien cimentée à chaque jointure.

Je perçai de plus un panneau d'une cloiſon qui communiquoit à une autre chambre, & je fixai la boëte à ce trou, enſorte que la tête du chien ſe trouvoit dans l'autre chambre ; & par-là les vapeurs ſulfureuſes qui n'entroient pas dans la boëte, ne pouvoient approcher du nez du chien & nuire à ſes Poulmons.

Tout étant ainſi préparé je mis le feu à un paquet d'étoupe, qui avoit été plongé dans du ſoufre fondu, & je le plaçai ſous l'entonnoir. Lorſqu'un paquet fut brulé, j'en pris un autre & ainſi de ſuite jusqu'à ce que j'eus conſumé plus d'une demie livre de ſoufre.

Le chien n'en parut aucunement incommodé pendant long-tems, mais à la fin il eut des tremblemens, tira la langue, & écuma autant que s'il eut beaucoup couru, & tout cela fut cauſé par la ſeule chaleur de ces vapeurs de ſoufre.

Lorſque j'ouvris la boëte il s'éleva un nuage épais de vapeurs ſulfureuſes, quoiqu'il y eut près d'un quart d'heure que les étoupes étoient brulées. Le chien ſauta auſſi-tôt hors de la boëte, ſe ſecoua vivement, & ne parut point du tout incommodé par cette Expérience.

En regardant dans la boëte après que les vapeurs furent diſſipées, je vis un grand nombre de mouches mortes. Il eſt évident que les vapeurs ſulfureuſes ne purent pas pénetrer la peau du chien, ni produire aucun mauvais effet, à moins que ſur les mouches qui étoient obligées de les respirer.

### Expérience II.

Le lendemain je coupai entierement la trachée-artere du même chien, & ayant bouché l'extrêmité du côté de la tête avec du liege, je mis sa tête dans la boëte ci-dessus mentionnée, & le corps resta dehors. Le collier de cuir fut serré exactement autour de son col, au dessus de l'endroit où sa trachée-artere étoit coupée, ensorte qu'aucunes vapeurs ne pouvoient atteindre les poulmons.

J'allumai alors les étoupes soufrées & je les mis sous l'entonnoir. Le chien en parut d'abord extrêmement incommodé & s'agita beaucoup ; mais ensuite il devint tranquille, respira regulierement, & son pouls parut fort & vite, cependant je brulai autant de soufre dans cette Expérience que dans la premiere.

Le chien étant relaché, ses yeux parurent troubles, d'une couleur de perle, les tuniques étoient fort épaissies & durcies, ensorte qu'il étoit entierement aveugle. Les humeurs de l'œil, autant que je pus m'en appercevoir en les faisant sortir, n'étoient pas du tout alterées. L'intérieur de la bouche & la langue étoient blancheâtres & pleins de rides, on y voyoit une grande quantité de matiere écumeuse & visqueuse. Le chien étoit un peu stupide, mais il avoit l'usage de tous ses membres.

Nous avons là une preuve évidente de la grande activité des vapeurs grossieres du Soufre qui exciterent de violentes douleurs, & contracterent ou épaissirent considérablement les tuniques des yeux; mais il est aussi manifeste que les parties les plus subtiles du Soufre, ou ne penetrerent pas dans le cerveau & les nerfs, ou qu'elles ne furent pas en état d'arrêter les esprits animaux jusqu'à détruire le mouvement musculaire.

## *Expérience III.*

Ayant fait faire un tuyau d'étain de deux pieds de long, & de trois pouces de diametre, j'adaptai au trou qui se trouve dans le fond d'un souflet l'une de ses extrémités, par le moyen d'une piece de bois creuse tournée en rond, & clouée à cet effet au souflet. J'attachai alors au tuyau de ce souflet une vessie de mouton, & à l'extrêmité de la vessie un canon de seringue qui fut introduit dans l'anus d'un chien. Je fis ensuite allumer un paquet d'étoupe soufrée qu'on mit dans le tuyau d'étain, tandis qu'un autre assistant tenoit ferme le chien, & alors je me mis à soufler.

Par ce moyen nous fîmes entrer les vapeurs sulfureuses dans les intestins en abondance, jusqu'à ce qu'il en ressortit une si grande quantité que nous ne pûmes plus garder nos postes.

Le chien étant lâché, rendit aussitôt une grande quantité d'urine, & quelques excrémens. Il parut fort mal à son aise, & courut autour du jardin comme si on lui eût injecté de l'huile de Thérébentine. Il fit de fréquens efforts pour aller à la selle, mais il ne rendit presque rien, & dans une demie heure de tems il eut un violent Tenesme qui lui causa une chute de l'anus.

Le lendemain matin, il parut souffrir beaucoup, & alla souvent à la selle; ce qu'il rendoit alors étoit une matiere gluante & muqueuse mêlée de sang.

Les

Les ſelles continuerent de cette maniere pendant cinq à ſix jours, après quoi le chien fut parfaitement rétabli.

Nous pouvons ici obſerver de nouveau que les parties groſſieres des vapeurs ſulfureuſes causerent de violentes irritations dans les inteſtins, d'où s'enſuivit une excretion abondante de matiere muqueuſe & ſanguinolente; mais nous pouvons raiſonnablement conclure, que, quoiqu'il y ait une infinité de vaiſſeaux abſorbans dans les inteſtins & que les extrémités des nerfs y ſoient fort expoſés, cependant les parties les plus ſubtiles du ſoufre ne les penetrérent point, & qu'elles ne furent pas capables de coaguler le ſang ou de détruire l'élaſticité des eſprits animaux, puiſque le chien fut ſitôt rétabli, & puiſqu'il n'a jamais perdu l'uſage d'aucune partie.

## *Expérience IV.*

Je perçai le Bas-ventre d'un chien, enſorte que l'inciſion fut aſſés large pour y introduire le canon de la ſeringue, & tout étant préparé comme auparavant, je pouſſai les vapeurs ſulfureuſes dans la cavité de l'abdomen juſqu'à ce qu'il fut conſidérablement diſtendu.

Le chien parut reſſentir de grandes douleurs, durant l'introduction de ces vapeurs ; il reſta fort ſtupide & ne voulut rien manger de toute la journée ; mais il ne ſurvint ni paralyſie ni perte de mouvement dans aucune partie.

Le lendemain il fut fort agile, il mangea avec avidité, & ne ſe reſſentoit abſolument d'aucune incommodité.

## *Expérience V.*

Quatre ou cinq jours après j'ouvris la poitrine du même chien entre la ſeptiéme & huitiéme côtes, en commençant à compter par le bas, & j'inſerai dans l'inciſion le canon de la ſeringue. Je couſis alors exactement les bords de la plaie autour de ce tuyau, enſorte qu'il ne pouvoit point entrer d'air dans la cavité de la Poitrine que celui qui avoit d'abord paſſé par le tuyau d'étain, le ſouflet, & le canon de la ſeringue ; & les vapeurs ſulfureuſes une fois introduites ne pouvoient pas aiſément s'échapper par la plaie.

Le chien ne ſe plaignit preſque pas pendant cette opération, mais au moment que les étoupes ſoufrées furent allumées & placées ſous le tuyau, même avant que je commençaſſe à mettre le ſouflet en jeu, il y eut d'abord quelques vapeurs d'aſpirées, par la dilatation & la contraction alternative de la cavité de la poitrine, ce qui cauſa de violentes douleurs à cet Animal, & le fit aboyer horriblement.

Tout le tems que je fis entrer les vapeurs ſulfureuſes dans la cavité de la poitrine le chien reſſentit des douleurs extrêmes, & écuma conſidérablement. Sur la fin de ce tems, c'eſt-à-dire, dans trois minutes il reſpira avec grande difficulté, & cela je penſe, parce que la plevre & les muſcles intercoſtaux furent violemment irrités, & qu'une moitié des poumons fut affaiſſée par la preſſion de l'air ſur leur ſurface externe.

Ajoutez à cela que comme la circulation du ſang étoit certainement arrêtée dans une moitié des poulmons, ſa viteſſe devoit être conſidérablement augmentée dans l'autre : Enſorte qu'il eſt très-probable que cette derniere étoit diſtendue par la ſeule impétuoſité du ſang, comme il arrive dans les efforts & les exercices violens & par ces deux raiſons là reſpiration ne devoit s'exécuter qu'avec la plus grande difficulté.

Mais comme la viteſſe augmentée du ſang à travers une moitié des poulmons, ne compenſoit pas le retardement produit par l'obſtruction dans l'autre partie; enſorte que le ſang étoit accumulé dans les gros vaiſſeaux, faute d'un paſſage libre à travers les poulmons, le pouls devint foible & lent, & perſiſta de même ſix ou huit heures après l'opération. C'eſt-à-dire, lorſque la Plaie fut fermée, enſorte qu'il ne pouvoit pas entrer d'air de dehors dans la cavité de la poitrine; celui qui y étoit renfermé commença à être pompé par les vaiſſeaux abſorbans; & à meſure qu'il prenoit cette voie, les lobes des Poulmons qui étoient auparavant entierement affaiſſés, commencerent à jouer de nouveau, juſqu'à ce que peu à peu ils revinrent à leur premier degré d'expanſion, ou juſqu'à ce que tout l'air ſuperflu de la cavité de la poitrine fût totalement abſorbé, ce qui parut, par le pouls être executé le lendemain.

Lorſque le chien fut relaché il courut auſſi-tôt d'un lieu à un autre, & fut fort l'incommodé pendant environ une heure; mais après cela il ſe coucha ſur de la paille & parut fort à ſon aiſe le reſte de la journée.

Le lendemain matin il paroiſſoit fort vigoureux, mais ſur le moindre mouvement, il étoit ſaiſi d'une petite toux ſeche qui l'incommodoit beaucoup, à cauſe du dérangement extrême d'une moitié de ſes Poulmons, la toux continua huit ou dix jours après quoi le chien ſe porta très-bien.

### *Expérience VI.*

Voyant que les vapeurs ſulfureuſes ne produiſoient point d'effets dangereux, lorſqu'on les faiſoit entrer dans la cavité de l'abdomen, ou dans celle de la poitrine, ſur la ſurface interne & externe des inteſtins & ſur l'exterieur des Poulmons, je crus qu'il ne ſeroit pas inutile d'eſſayer, ſi l'air ſulfureux pouſſé dans les Poulmons retarderoit ouprévienđroit la mort, en dilatant violemment les véſicules & procurant par-là un paſſage au ſang. Je coupai donc totalement la trachée-artère d'un chien, & j'y adaptai un petit tuyau de bois, auquel la veſſie, le ſouflet & le tuyau d'étain furent fixés comme ils l'étoient auparavant au canon de la ſeringue. Je pouſſai alors de l'air ſulfureux dans les Poulmons de telle maniere qu'ils étoient conſidérablement diſtendus à chaque compreſſion du ſoufflet, qui étoit produite un peu plus fréquemment que la reſpiration ne ſe fait ordinairement. Mais malgré cette force de ſurcroît le chien mourut en 45 ſecondes; d'où nous pouvons tirer les conſéquences ſuivantes.

Premierement, qu'une ſimple dilatation des Poulmons par un air groſſier n'eſt pas ſuffiſante pour conſerver la vie; parce que les Poulmons étoient plus ſouvent & plus violemment diſtendus dans cette Expérience, qu'ils ne l'étoient auparavant dans la reſpiration ordinaire.

Secondement, puiſqu'en faiſant l'ouverture de la Poitrine de ce chien, le ſang ne parut pas être coagulé dans les vaiſſeaux pulmonaires; & puiſqu'il eſt évident par les Expériences III. IV. & V. dans leſquelles les deux ſurfaces interne & externe des inteſtins, avec tous les vaiſſeaux ſanguins méſenteriques, l'Eſtomac, le Foie, la Ratte, le Diaphragme, la Plevre, le Médiaſtin & la ſurface externe des Poulmons, furent beaucoup plus ſuffumigés que ne l'a été la ſurface interne des Poulmons dans cette Expérience, ſans qu'il y ait eu cependant aucune obſtruction ni inflammation dangereuſes; conſidérant dis-je, toutes ces choſes, nous pouvons raiſonnablement conclure que cette mort ſubite ne fut pas cauſée par le principe acide coagulant du ſoufre.

Il faut avouer à la vérité que les vaiſſeaux ſanguins étoient plus expoſés dans les Poulmons aux vapeurs ſulfureuſes, & il eſt probable qu'elles devoient s'inſinuer à travers les parois déliés des vaiſſeaux de ce viſcere, beaucoup plus aiſément que dans toute autre partie du corps. Mais comme les vaiſſeaux étoient exemts d'obſtructions, autant que je pus l'appercevoir, & que le sang couloit librement des vaisseaux capillaires, à la moindre incision qu'on faisoit à l'extrêmité des lobes, je crois que la mort du chien ne doit pas être attribuée à aucunes obstructions ou coagulations, dans les artérioles ou les dernieres ramifications des vaisseaux sanguins.

Troisiémement, puisque les vapeurs sulfureuses ne détruisirent pas le mouvement animal, lorsqu'elles furent appliquées aux extrêmités de tous les nerfs qui s'y trouvoient exposés dans les cavités de la Poitrine & du Basventre, il n'est pas raisonnable de croire que cette mort subite soit due à quelque influence particuliere des vapeurs sulfureuses sur les nerfs des Poulmons.

Quatriémement, il paroît par-là évidemment que puisque les vapeurs du soufre allumé ne causent pas la mort par leur effet immédiat sur les fibres ou les liqueurs du corps, elles doivent la produire en détruisant quelque matiere vitale, subtile, étherée contenue dans l'air, qui est essentiellement nécessaire pour conserver le mouvement animal

animal, & ſans laquelle la vie ne peut ſubſiſter que quelques inſtans.

Les mauvais effets du charbon allumé renfermé dans une petite chambre étroite, vient de la même cauſe; & non d'aucune influence qu'il ait de lui-même ſur les corps des animaux.

Le célébre Docteur Hales a ſuffiſamment prouvé dans ſon *Analyſe de l'air*, que le ſoufre a une puiſſante vertu attractive, par laquelle ſes vapeurs ſont capables de détruire l'élaſticité de l'air. Et en effet c'eſt cet ingénieux Phyſicien qui m'a donné la premiere idée de faire ces Expériences avec le ſoufre, pour eſſayer ſi les vapeurs de ce mixte fixeroient ou détruiroient l'élaſticité des Eſprits animaux, & arrêteroient par-là le mouvement muſculaire, lorſqu'elles ſont appliquées à quelqu'autre partie du corps que les Poulmons.

Le Chevalier Newton ſuppoſe dans ſon Optique, Queſt. 24. que le mouvement muſculaire peut être executé par un milieu étheré beaucoup plus rare & plus ſubtil que l'air & infiniment plus élaſtique & plus actif. Et en effet la mort ſubite qui eſt ſouvent

L.

causée par un éclair paroît être due à la destruction d'un semblable milieu étheré; car quoiqu'il paroisse par les Expériences rapportées ci-devant, que la vapeur du soufre commun enflammé, est trop grossiere pour pénétrer les vaisseaux, même lorsqu'elle est appliquée aux parties les plus délicates du corps, ou que si elles les penetrent elles ne deviennent mortelles que lorsqu'elles affectent l'air dans la respiration; cependant les particules de l'éclair peuvent probablement être si subtiles, & d'une si grande vertu attractive que de passer à travers chaque nerf, & de fixer tout à coup les esprits animaux.

Je ne puis croire que l'éclair tue en agissant simplement sur les fibres du corps, ou en affectant l'air comme le soufre commun, quoiqu'elle exhale souvent une odeur sulfureuse très-forte; ou que le simple affaissement des vaisseaux par un vuide qui peut être supposé produit par l'éclair, soit suffisant pour tuer, tandis que l'air environnant s'élance si promptement pour retablir l'équilibre, & dilater les Poulmons, si le diaphragme, les muscles intercoſtaux &c. n'étoient pas privés de leur mouvement par l'action des parties de l'éclair les plus ſubtiles, & revetues de la plus grande vertu attractive.

Nous trouvons que les animaux mis dans le Recipient d'une machine Pneumatique perdent le ſentiment lorſque l'air eſt pompé, & reviennent de nouveau à eux .auſſi ſouvent qu'il nous plaît, & ſurement le retour ſubit de l'air après un éclair feroit la même choſe ſi l'eſprit vital du corps n'étoit pas fixé ou détruit de telle maniere qu'aucune force ou compreſſion appliquée après cela aux Poulmons, n'eſt en état de remettre de nouveau la machine animale en mouvement. Mais c'eſt à un plus grand nombre d'Expériences exactes & bien fondées à aſſurer la vérité de ces conjectures.

## *Expérience VII.*

Ayant ſuffiſament vu les effets des exhalaiſons ſulfureuſes ſur la ſurface interne & externe du corps, je voulus pouſſer ces recherches un peu plus loin, en eſſayant quels phénomenes elles produiroient étant injectées dans les vaisseaux sanguins ; & en conséquence je tâchai de les faire entrer dans les artères carotides & crurales d'un gros chien, mais en vain, à cause de quelques anastomoses des artères, par où le sang refluoit avec une grande force, & s'élevoit dans le tube de façon à empêcher le succès de l'Expérience. Cependant, j'inserai ensuite un petit tuyau dans la veine jugulaire, & l'ayant fixé à un soufflet fort petit destiné d'abord à amuser un enfant, avec un tuyau d'étain au fond, comme dans l'Expérience III. je poussai l'air sulfureux vers le cœur, jusqu'à ce que le chien mourut, ce qui arriva dans l'espace de huit coups de soufflet.

A l'ouverture de la Poitrine, je trouvai l'oreillette & le ventricule droits du cœur considérablement distendus par l'air, & fort peu de sang dans ces cavités. L'oreillette & le ventricule gauche étoient affaissés. Le sang étoit d'une couleur vive & brillante dans l'artère & la veine pulmonaires, & couloit fort aisément dès qu'on venoit à les ouvrir. Je ne pus appercevoir ni obſtructions ni coagulations du ſang dans aucun des Vaiſſeaux, à l'exception d'une petite concretion grumeleuſe un peu au deſſous de l'inſertion du tuyau dans la veine jugulaire.

Delà je fus porté à croire que la mort du chien étoit due à la réſiſtance que l'air faiſoit au retour du ſang par les deux veines-caves, & non pas à aucune action particuliere des vapeurs ſulfureuſes ſur le ſang lui-même. En conſéquence je fis l'Expérience ſuivante.

## *Expérience VIII.*

Je ſoufflai préciſement autant d'air pur dans la veine jugulaire d'un autre chien, ce qui le fit mourir auſſi ſubitement, que celui qui étoit mêlé avec des exhalaiſons ſulfureuſes.

Ne pouvons nous pas delà raiſonnablement ſuppoſer qu'il y a un grand nombre d'obſtructions produites par l'air renfermé dans les vaiſſeaux capillaires, enſorte qu'il réſiſte à la circulation du ſang & des liqueurs dans ces mêmes vaiſſeaux ?

Et ne pouvons-nous pas auſſi en conclure que si l'air grossier étoit admis dans le sang à travers les pores des membranes pulmonaires, il surmonteroit bien-tôt les forces vitales des différens organes du corps, & mettroit fin à tout mouvement.

FIN.

www.ingramcontent.com/pod-product-compliance
Ingram Content Group UK Ltd.
Pitfield, Milton Keynes, MK11 3LW, UK
UKHW021308190726
13839UKWH00007B/533

9 782329 388687